食べ物の栄養便利帳

毎日の健康効果が変わる！

JN136312

ホームライフ取材班〔編〕

青春新書
PLAYBOOKS

その食べ物情報、栄養の知識はもう古い！

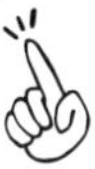

近年、食品栄養学の進歩は目覚ましく、新しい有効成分が次々に発見され、より効果的な食べ方がわかってきた。ひと昔前の知識や調理法にこだわると、せっかくの栄養をほとんど失ったり、健康効果をまったく得られなかったりすることも少なくない。

例えば、卵の「カラザ」には、インフルエンザを予防する成分が含まれているので、捨てるのはもってのほか。酒を飲んだ翌朝に食べたいのは、じつはシジミよりもオルニチンがはるかに多いシメジのみそ汁。ドライマウス予防にイチ押しなのは、うま味たっぷりの昆布茶。捨てられがちなネギのヌルヌル、アスパラガスの〝はかま〟、ゴーヤーのワタ、マグロの白い筋、イカの皮には栄養がいっぱい！

本書では、こうした食べ物に含まれる意外な栄養や、最近明らかになってきた注目の成分、より健康効果の高い食べ方などを多数集めて解説。ぜひこの機会に、古くなって役に立たない〝常識〟をアップグレードしよう！

最近わかってきた注目の有効成分

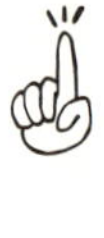

間違いだらけの食べ方

野菜や果物の意外な有効成分

魚や肉の意外な有効成分

より体に効く食べ方

より体に効く調理の仕方

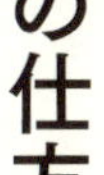

ここを食べないと大きな損！

食べるなら、こっちが正解

本文デザイン……青木佐和子
本文イラスト……まつむらあきひろ
編集協力……編集工房リテラ（田中浩之）

最近わかってきた注目の有効成分

近年、次々に明らかになってきた
食べ物や栄養に関する新事実。
知識が数年前のままなら、
自分や家族の健康は守れない。
さあ、アップデートしよう！

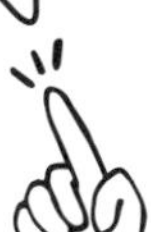

傷もの野菜

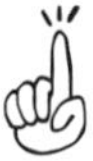

ポリフェノールがきれいな野菜の約2倍！見つけたら買わない手はない

表面がスベスベのきれいなナスと、傷もののナスが野菜売場の同じカゴに並んでいたらどうするだろう。おそらく、誰もがきれいなほうを手に取るのではないか。しかし、それではナスの最も重要な成分を少なめに摂取することになってしまう。

じつは傷もののナスの皮には、ポリフェノールの一種であるアントシアニンが、きれいなナスの約2倍も多く含まれている。アントシアニンはブルーベリーや赤ワインなどにも多い紫色の色素で、強い抗酸化作用を持つ成分だ。

アントシアニンが特に多いのは、まさに皮が傷ついているあたり。人間の体と同じように、傷ができると細菌などが侵入しやすいので、アントシアニンを増やして抵抗力を増しているのだと考えられている。野菜売場で傷のあるナスを見つけたら、「もうけた！」と思うようにしよう。

シメジ

オルニチンが何とシジミの7倍！ 酒のつまみにして肝臓をフォロー

肝機能をアップさせ、二日酔いに効くことで知られるオルニチン。アミノ酸の一種で、疲労回復や成長ホルモン分泌などにも有効であることがわかっている。

このオルニチンを摂取できる食べ物といえば、誰もがシジミを思い浮かべるだろう。しかし、じつはシジミよりもはるかに多くオルニチンを含んでいるものがある。それは、価格の安い身近なキノコであるシメジだ。

シジミに含まれているオルニチンは、１００ｇ当たり20㎎。これに対して、一般に「シメジ」の名で流通しているブナシメジには、その7倍の１４０㎎も含まれている。肝臓の働きを助けるため、酒のつまみにはシメジ料理を食べるのがおすすめだ。

キノコ類はオルニチンが豊富な食材で、シメジのほかにも、ブラウン系のエノキやシイタケ、ヒラタケなどに多く含まれている。

魚の油

朝に摂取するのがベストの食べ方だと「時間栄養学」で明らかに

どういったものを、どれほど食べればいいのか。健康のために、このことを頭に入れて、食事のメニューを考える人は多いだろう。

けれども、いま注目されている「時間栄養学」の考え方では、「何を」「どれほど」ではまだ十分ではない。「いつ」食べるのかも重要とされているからだ。日々の食事に時間栄養学を取り入れたら、栄養をより一層効果的に摂取することができる。そのひとつが魚の油だ。

イワシやサバ、マグロ、カツオといった魚の油には、脳を活性化させるＤＨＡ（ドコサヘキサエン酸）や、動脈硬化の予防効果などがあるＥＰＡ（エイコサペンタエン酸）といった不飽和脂肪酸が豊富に含まれている。

こうした魚の油は、じつは朝に摂取するのがベストなのだ。産業技術総合研究所とマルハニチロの興味深い共同研究を紹介しよう。

研究ではマウスを対象として、①魚の油を含まないエサのみ、②朝には魚の油を含むエサ、③夜には魚の油を含むエサ、以上の3グループに分けて実験を進めた。その結果、朝食で摂取したグループは、夕食摂取グループよりも血液中のDHAとEPAの濃度が高くなり、中性脂肪の量を調べても低かった。

メカニズムはまだわかっていないものの、魚の油は朝食で摂取すると、最も効果を発揮するのは間違いなさそうだ。朝食のおかずには、不飽和脂肪酸の多い塩サバやサケ、イワシの丸干し、アジの干物などを出すようにしよう。

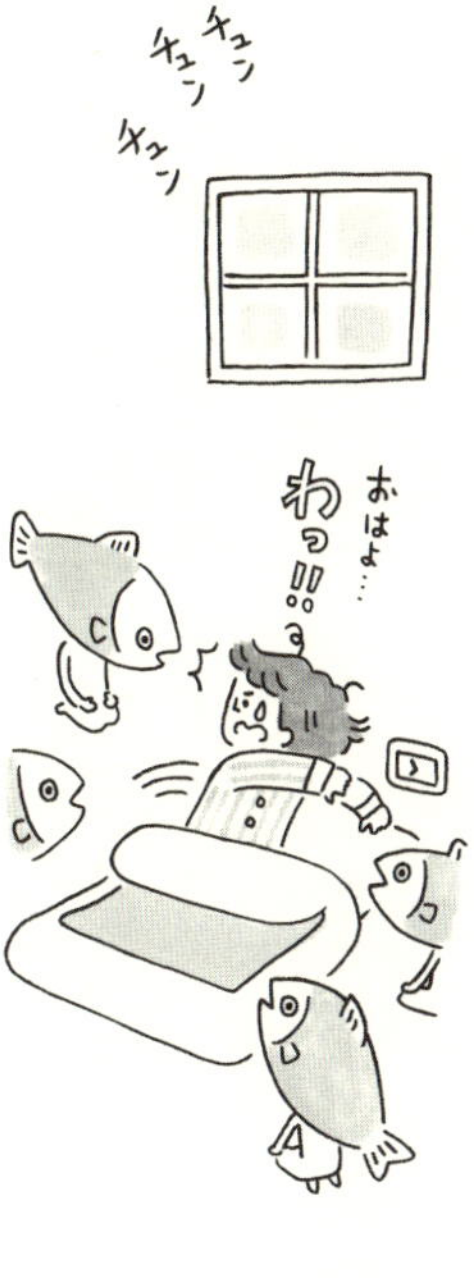

サツマイモ

でんぷんなのに消化されない レジスタントスターチで便秘解消！

近ごろ、毎日の食事で、ごはんなどの炭水化物を控える人が多い。摂取カロリーを減らしやすく、脂肪の蓄積と関連するインスリンの分泌も抑えられるので、ダイエット効果が期待できるというのが理由だ。

しかし、炭水化物を極端に控えるのは考えもの。食物繊維が不足しやすいことから、腸内環境が悪化して、便秘はもちろん、生活習慣病にもつながってしまう恐れがある。やはり炭水化物は適度に摂取することが大切だ。

炭水化物のなかでも、近年、健康効果の高さで注目されている物質がレジスタントスターチ。消化されない（レジスタント）でんぷん（スターチ）のことで、糖質でありながら、体のなかでまったく違う働きをすることがわかってきた。

レジスタントスターチは普通のでんぷんとは違って、小腸では消化されない。大腸までそのまま届いて、野菜などに多い不溶性食物繊維と同じく、食べ物の残りかすを巻き込み、便の量を多くして便秘解消につなげることができる。

加えて、こんにゃくや海藻などに多く含まれる水溶性食物繊維と同じように、腸のなかでビフィズス菌をはじめとする善玉菌の格好のエサにもなる。この結果、悪玉菌が減って腸内環境が整えられ、便秘解消や肌をスベスベにするといったうれしい効果が期待できるのだ。

レジスタントスターチの多い身近な食材がサツマイモ。調理方法によって量はかなり変わり、焼いたりゆでたりするよりも、蒸したほうが多くなる。電子レンジを使えばもっと簡単に調理できるが、やめたほうがいい。短時間に急激な温度変化をすることにより、レジスタントスターチの量は大きく減ってしまう。

栄養効果を最優先するなら、調理したあと、冷蔵庫に入れておくのがベスト。加熱後、十分冷やすことによって、でんぷんの性質が変化して固くなり、レジスタントスターチはさらに増える。味わいは落ちてしまうだろうが、頑固な便秘のときに試してもいいかもしれない。

酒粕

レジスタントプロテイン効果で、血中コレステロール値が正常に

日本酒を造るときに発生する副産物が酒粕。「カス」という名がついているものの、もちろん捨てるようなものではなく、昔から粕漬けや粕汁、甘酒などに利用されてきた。近年、この酒粕に新たな健康効果があることが次々と明らかになり、注目の的になっていることを知っているだろうか。

酒粕に含まれている有効成分のなかでも、特筆されるのがレジスタントプロテイン。消化されないたんぱく質のことで、消化器官のなかで食物繊維と同じような働きをする不思議な物質だ。

レジスタントプロテインが胃のなかに十分にあると、食べたものが消化酵素に触れにくくなり、消化がゆっくり進む。このため、血糖値の上昇が緩やかになり、インスリンの分泌が抑えられて、血糖が脂肪に変わりにくくなる。つまり、ダイエット効果

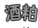

を得られるというわけだ。

小腸や大腸のなかでも、レジスタントプロテインは効果的に働く。消化・吸収されずに腸内を進んでいくので、その分、便のかさは当然増す。しかも、移動する間、食べ物に含まれていた脂肪を吸着するので、便が腸内をスルスルと滑りやすくなる。このため、便通が良くなって便秘を改善することができるのだ。

さらに、脂肪を吸着して排出する作用によって、血中コレステロールを低下させる効果もある。研究によれば、レジスタントプロテインを摂取すると、悪玉のＬＤＬコレステロールが減る一方、善玉のＨＤＬコレステロールは増加した。血中コレステロール値がなかなか正常範囲に収まらない人には朗報ではないか。

酒粕には、こうした高い健康効果のあるレジスタントプロテインに加えて、アルコール性の肝機能障害やうつ病、関節炎などに効果があるS-アデノシルメチオニンがたっぷり含まれていることも明らかになっている。さらに、豊富なアミノ酸からくる保湿効果により、美肌を保つのにも有効ではないかとも期待されている。まるでサプリメントのような健康効果のある酒粕。もっと食事に取り入れてみよう。

昆布茶

うま味が唾液腺を刺激し、ドライマウスを改善！

唾液の分泌が減って、口のなかが乾いてしまうドライマウス。日常的なストレスが大きな原因となることがわかっており、まさに現代病のひとつといえる。

このドライマウスを改善するには、唾液の分泌を促すことが何より。酸っぱいものを食べるのが効くように思うかもしれないが、残念ながら、その効果はあまり長続きせず、15分足らずで唾液の分泌は止まってしまう。加えて、酸味は刺激が強過ぎるので、口のなかが荒れている場合、ヒリヒリすることもある。

酸味よりもずっとドライマウスに効果的なのは、うま味成分のグルタミン酸。舌の味蕾《みらい》細胞を刺激して唾液の分泌を促し、20分以上も効果が持続する。グルタミン酸を多く含む食品といえば昆布。ドライマウスに悩まされている人は、口が乾いたなと思ったら、昆布茶を飲む習慣をつけるようにしたらどうだろう。

納豆

腸でビタミンKをどんどん作り、骨を強くして骨折を防ぐ！

臭い、ネバネバが気持ち悪い……といった理由で、関西から西の地域では、あまり納豆が好まれていない。しかし、年を取ってから、骨折・寝たきりというコースをたどりたくないのなら、早く納豆嫌いからサヨナラすべきだ。

寝たきりになるパターンでよくあるのが、骨粗鬆症《こつそしょうしょう》からくる股関節の骨折。特に女性に見られるこの骨折の発生件数は、関西から九州にかけての地域のほうが多い。こうした傾向は、じつは納豆を食べる食文化と大きく関連している。納豆の消費量が多い地域ほど骨折が少ない、という注目すべき研究があるのだ。

骨に対する有効成分は、緑黄色野菜などにも多く含まれているビタミンK。納豆の場合、納豆菌の作用により、腸内でもビタミンKをどんどん作り出すため、本来の含有量以上の効果を得られる。この素晴らしい納豆パワーを取り入れない手はない。

大豆

女性ホルモンによく似たイソフラボンが骨粗鬆症を予防！

骨を強くする食べ物としては、カルシウムが豊富に含まれている牛乳や乳製品、小魚などがあげられる。近年、これらに加えて、大豆から作られる豆腐や納豆なども、骨の健康維持に役立つことがわかってきた。

大豆に含まれている注目の有効成分は、イソフラボンというポリフェノールの一種。マメ科の植物に多く、なかでも大豆には10種類以上も含まれており、これらを合わせて大豆イソフラボンという名で呼ばれている。

大豆イソフラボンは、女性らしい体作りに関与する女性ホルモン、エストロゲンに構造がよく似ている不思議な物質。体内に入ると、腸内細菌の作用によって化学変化を起こし、エストロゲンのような働きをする。

大豆イソフラボンに期待できる健康効果のひとつが、骨を強くすることによる骨粗鬆症の予防。女性は閉経期になると、エストロゲンの分泌が急激に低下していくことにより、骨粗鬆症になる危険性が高まる。こうした時期に大豆イソフラボンを意識して摂取すれば、エストロゲンの分泌量が減った状態でも骨粗鬆症を予防できるのではないか、というわけだ。

最近、大豆イソフラボンだけでなく、キウイもいっしょに食べると、骨が15％もよりしなやかになって折れにくくなる、という研究結果も報告された。メカニズムはまだ明らかになっていないが、キウイに含まれているビタミンKが何らかの働きをしているという説がある。大豆や豆腐とキウイを合わせたサラダなどは、骨の強化にとても有効なメニューだろう。

大豆イソフラボンは骨を強くするのに加えて、更年期障害の症状を軽くしたり、血中コレステロール値を抑えたりする作用も期待されている。女性がこうした年代に近づいたら、豆腐や納豆、みそなどの大豆製品を多く食べるようにしたいものだ。

大豆イソフラボンはサプリメントでも摂取することができる。ただし、特定保健用食品では、1日30㎎が上限とされているので一般的なサプリも注意が必要だ。

アスパラガス

〝はかま〟は取り除く必要なし。血圧を下げるアスパラプチンが豊富

ゆでると濃いグリーンになり、サラダを美しく彩ってくれるアスパラガス。調理の際、食べやすくするためにひと手間かけて、三角形の〝はかま〟の部分を丁寧に取り除いている人も多いだろう。しかし、これからはやめておいたほうがいい。近年、明らかになった有効成分をむざむざ捨てることになる。

はかまに含まれているのは２０１５年、理化学研究所によって発見されたアスパラプチンという特殊な成分。ほかの野菜には含まれておらず、アスパラガスのなかでも、はかまの部分に集中して存在している。

アスパラプチンが持っているのは血圧を下げる作用。日ごろ、高血圧気味の人は、これまで以上にアスパラガスを食卓に上げるようにしよう。はかまはやや固いというイメージがあるが、新鮮なものなら全然気にならないはずだ。

ヤマイモ

ドーピング薬物と同じ働きをする成分、ジオスゲニンで若さをキープ

史上最速のスプリンター、ウサイン・ボルト。彼が「強さの秘密」と語ったのが、ジャマイカ人の主食であるヤマイモの仲間だ。

ネバネバした食べ物は体にいいというイメージがあるが、実際、ヤマイモの健康に対する効果は想像以上。なかでも、近年注目されている成分がジオスゲニンだ。男性ホルモンの一種で、スポーツのドーピング成分にも指定されているＤＨＥＡ（デヒドロエピアンドロステロン）と同じように、ホルモン量を回復させる作用があり、体にさまざまな好影響を与えてくれる。

筋肉トレーニングの効果を高める、更年期障害を抑える、乳腺を増やしてバストアップさせる、アルツハイマー型認知症を予防する可能性があるなど、その有効性は特筆もの。若さのキープを期待して、ヤマイモを積極的に食べるようにしよう。

ブロッコリースプラウト

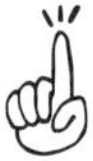

白髪や抜け毛も予防するスルフォラファンがケタ違いに豊富！

カイワレ大根よりもさらにか弱く、ヒョロヒョロ伸びているブロッコリースプラウト。こんなものに栄養なんかあるのか？と思うかもしれないが、その秘められた健康パワーにはスゴイものがある。

スプラウトとは、植物の新芽のことを指す。代表格であるカイワレ大根をはじめ、ブロッコリースプラウト、アルファルファなど、近年、さまざまなスプラウトが野菜売場に並ぶようになった。

スプラウトは種と野菜の両方の栄養を持っているのが特徴で、健康に対する効果は非常に大きい。なかでも大いに注目されているのが、ブロッコリースプラウトの独特の辛み成分であるスルフォラファンだ。ブロッコリーの蕾や茎にもある成分だが、スプラウトの含有量はケタ違いで、これらの部分よりも30～50倍多い。

スルフォラファンの健康効果で大きいのが、強力な抗酸化作用と解毒作用。東海大とカゴメの共同研究により、継続的に摂取していると、肝臓に備わっている解毒機能などが高まることがわかってきた。

ほかにもピロリ菌を除菌する働きや、花粉症を和らげる効果など、さまざまな健康効果がある。さらに近年、白髪や抜け毛の改善効果についても研究が進んでいるので、中高年の男性にもおすすめだ。

スルフォラファンが最も多いのは、発芽後、3日目の新芽。保存するに従って少なくなっていくので、買い求めたら、その日のうちに食べるようにしよう。

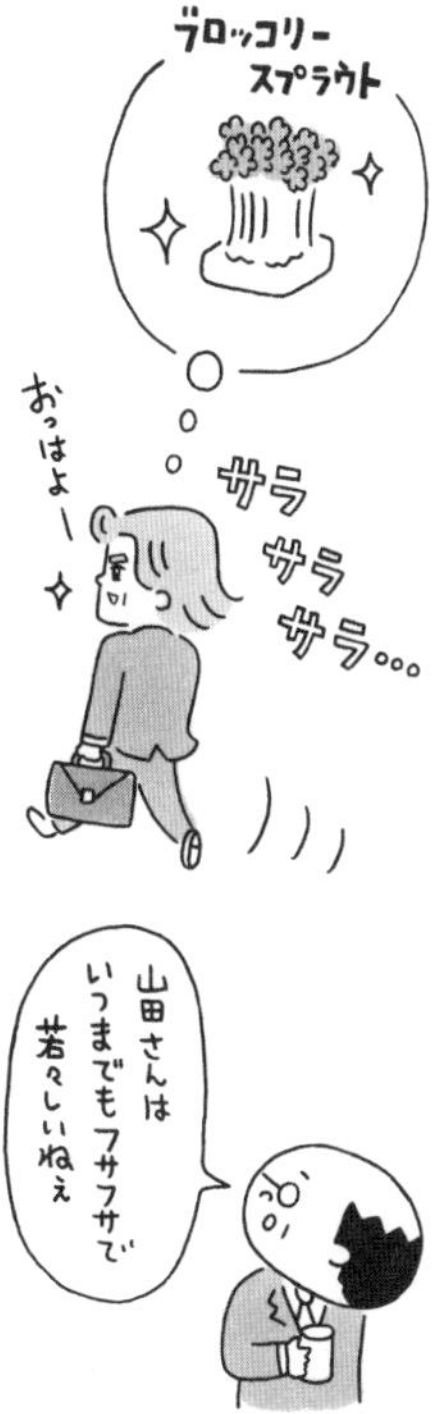
ブロッコリースプラウト
おっはよー
サラサラサラ…
山田さんはいつまでもフサフサで若々しいねぇ

シイタケ

悪玉コレステロール値を下げる エリタデニンが最も多い

キノコのなかでも最もポピュラーで、食べる機会も多いシイタケ。食物繊維を豊富に含み、カロリーが低いといったことは周知の事実だが、シイタケ独特の有効成分についてはあまり知られていないようだ。あらゆる食材のなかでシイタケに最も多いのが、エリタデニンというキノコ特有の有効成分。マッシュルームからも摂取できるが、シイタケはその１００倍近い量を含んでいる。

エリタデニンの持つ働きは、血中コレステロールを低下させる作用。１週間続けて毎日、血中コレステロール値を上げやすいバター60ｇといっしょに、シイタケ85ｇを食べた実験では、逆に数値が４％も低下したというから、その作用は強力だ。エリタデニンは水に溶けやすいので、干しシイタケの戻し汁にもたっぷり含まれている。捨てずに、しっかり利用しよう。

マイタケ

がん予防に効くβ-グルカンが キノコのなかでも格別豊富

歯ごたえと風味が良く、山で見つけたら、思わず舞ってしまうほどうれしくなるとされるマイタケ。味わいはもちろん、栄養価も抜群のキノコだ。

マイタケで見逃せない有効成分が、β-グルカンという多糖類。シメジやエリンギなどにも含まれているが、マイタケの含有量は最も多い。しかも、化学構造がほかのキノコ類のものとは違っており、効力が非常に強いのだ。

マイタケのβ-グルカンで注目されるのは、免疫機能を回復させる働きがあることだ。この作用によって、がんの増殖を抑える効果が期待できるほか、近年、ノロウイルスやインフルエンザウイルスにも有効であることがわかってきた。加えて、血中コレステロールを減らす、善玉菌のエサになって腸内環境を整える、といった効果もある。水溶性なので、煮物や鍋にした場合、汁も一緒に食べるように工夫しよう。

タケノコ

食物繊維だけではなく、脳を活性化する働きにも注目！

タケノコの切り口に、白い粉のようなものがついていることがある。一見、カビのように見えるので、しっかり洗い流す人もいるだろう。しかし、これはカビではなく、重要な働きをするアミノ酸のチロシン。捨てるのはもったいなさ過ぎる。

チロシンの作用で注目されるのは、ドーパミンやアドレナリンなどの神経伝達物質の原料になること。この働きによって、やる気や集中力のアップ、脳の活性化などが期待できる。チロシンを使ったサプリメントは〝頭が良くなる〟といったイメージを前面に出しているほどだ。

メラニン色素の原料にもなることから、白髪を予防する効果もあるとされるチロシン。切り口から流れ出ていくので、たっぷり摂取したいなら、細切りで作る炒め物よりも、大きめに切って調理する煮物のほうがおすすめだ。

フキ

苦み成分のポリフェノール類、フキノール酸が花粉症に効果ありと判明

現在、日本で食べられている野菜のほとんどが外来種。数えるほどしかない日本原産の野菜のひとつがフキだ。

フキは糖質が少ないことから、エネルギー源として期待できず、ビタミン類にも乏しい。にもかかわらず、長い間、食べ続けられてきたのには理由がある。独特の苦み成分が健康に好影響を与えると、経験的に知られているからだ。

こうした苦み成分はポリフェノール類で、フキには数種類が含まれている。なかでも、特筆されるのはフキノール酸。アレルゲンに反応するヒスタミンの分泌を抑える効果があることから、花粉症の症状を緩和させるのではないか、と注目されている物質だ。フキノール酸は水溶性なので、煮物ではなく、天ぷらにしたほうが効率良く摂取することができる。

梅干し

インフルエンザウイルスやピロリ菌の活動を抑えるなど驚きの働き！

1日1個の梅干しで医者いらず。昔からこういわれているが、近ごろは米離れや減塩志向の高まりなどから、人気が陰り気味のようだ。しかし近年、さまざまな研究によって、梅干しのすごい健康効果が明らかになってきた。

梅干しのあまり知られていない働きのひとつが、インフルエンザに対する予防効果だ。梅干しの本場、和歌山県にある大学の研究では、梅干しのエキスをインフルエンザウイルスに感染させた細胞に与えたところ、約7時間後にはウイルスの増殖を約90%抑えることができた。有効成分は抗酸化作用の強いポリフェノールの一種。世界ではじめて発見された物質で、エポキシリオニレシノールと名づけられた。

「梅干しを食べるとかぜをひかない」という俗説は、確かな根拠のある話だったのだ。インフルエンザの流行シーズンになったら、毎日、意識して梅干しを食べるようにするのがいいだろう。

梅干しを漬けたときにできる梅酢の健康効果も大。梅酢に含まれている梅酢ポリフェノールが、梅干しの作用と同じく、インフルエンザウイルスの増殖を強力に抑えることがわかっている。梅干しを手作りするのなら、梅酢は捨てることなく、シロップやジュース、調味料などで積極的に活用しよう。

梅干しの胃がんに対する働きにも注目したい。胃がんの大きな原因となっているのが、日本人の半数以上が感染しているといわれるヘリコバクターピロリ菌。梅干しに含まれているシリンガレシノールという成分が、このピロリ菌の活動を阻害する働きがあることがわかったのだ。

ほかにも近年の研究によって、小腸で糖質を吸収する酵素の働きを阻害することが明らかになり、糖尿病の予防につながるのではないかと期待されている。

クエン酸による血液サラサラ効果や疲労回復効果など、梅干しの健康パワーはまだまだたくさんある。「医者いらず」という表現は、決して〝盛り過ぎ〟とはいえないかもしれない。

鶏胸肉

最強の疲労回復物質、イミダゾールペプチドは体にも脳にも効く！

運動や肉体労働で疲れたときには、どういった料理を食べるのがいいのか。分厚いステーキや焼肉を食べて、パワフルに栄養をチャージしたい人もいるだろうが、栄養学的には鶏の胸肉やささみを使った料理が正解だ。胸肉やささみは、鳥が羽を動かすための筋肉。鳥が長時間、羽ばたき続けても疲れないのは、これらの筋肉に特殊なアミノ酸であるイミダゾールペプチドが豊富に含まれているからだ。

イミダゾールペプチドは抗酸化作用が強く、疲れを抑制する働きを持っている。疲れを取るには１日２００㎎を摂取するだけでＯＫ。肉の量に換算すると、１００ｇ程度で十分補給することが可能だ。イミダゾールペプチドは肉体だけではなく、脳の疲労回復にも効果がある。認知症にも有効という報告があるので、体が疲れたときに限らず、胸肉とささみはたびたび食卓に上げるようにしよう。

間違いだらけの食べ方

おいしくて、健康にも良い。
そう信じている普段の食習慣が、
じつは大間違いだとしたら…。
正しい情報を知って、
体に効く食べ方に改めよう。

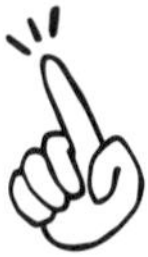

卵

「カラザ」は捨てないで！インフルエンザの予防効果あり

卵を割ったとき、卵黄と卵白の境目あたりに、白いひも状のものがある。ちょっと見た目がグロテスクなこともあり、食べる前に丁寧に取り除く人は少なくなさそうだ。しかし、これは「カラザ」といって、体にいい有効成分が凝縮している部分なので、捨てる手はない。

カラザのことを「ひよこの目」といって嫌う人がいるが、ここが成長して目になるわけではない。ひよこに育つのは、卵黄の上部にある直径3～4㎜程度の薄い白色をしている胚。有精卵でははっきり確認できるが、一般的に販売されている無精卵ではほとんどわからない。

カラザは卵が卵管を回転しながら下っていく際、卵白がねじれてできたもので、胚のある卵黄を卵の中央に固定する働きがある。このカラザがあることにより、胚は衝撃から守られている。

もともとが卵白であるカラザは、良質なたんぱく質のかたまり。しかも、シアル酸という注目すべき有効成分が含まれている。シアル酸は出産後10日までの母乳に多く含まれている免疫成分で、病原体が消化管の粘膜に取りつくのを防ぐという重要な働きを持つ。その免疫効果は非常に高く、インフルエンザウイルスの感染予防に役立つこともわかってきた。

ほかにも、シアル酸は育毛効果などでも期待されている。カラザは決して捨てないで、卵をまるごと食べるようにしよう。

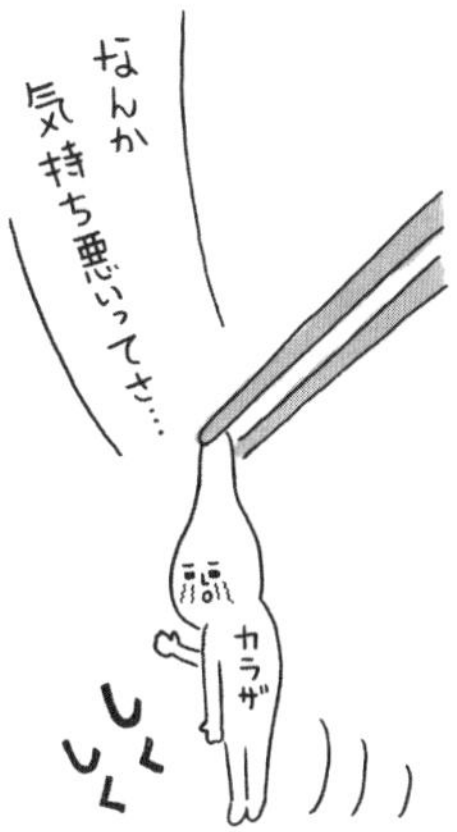

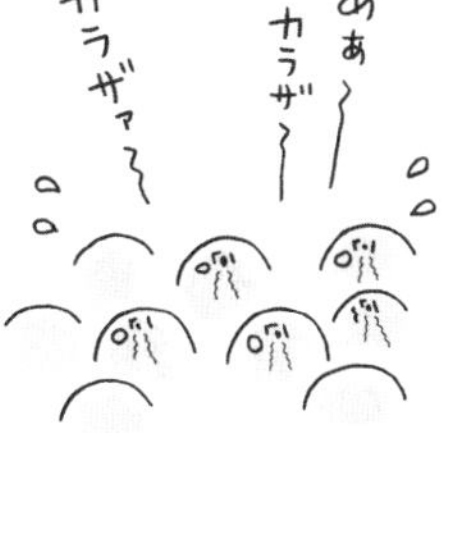

卵

「1日1個まで」は昔の〝健康常識〟。何個食べてもOK！

卵は栄養豊富である一方、コレステロールが多い食品として知られている。このため、食べるのは1日1個までにとどめている人もいるだろう。

卵1個（60g）には、252㎎ものコレステロールが含まれている。牛肉なら200g以上を食べて、ようやくこの数値に追いつく。卵は間違いなく、コレステロールの多い食品の代表格なのだ。

しかし、「卵は1日1個まで」というのは、すでに昔の健康常識になっている。厚生労働省は2015年に改訂した「日本人の食事摂取基準」で、コレステロールの摂取基準をなくした。つまり、卵は1日に何個食べてもOKだと、国がお墨付きを出していることになる。

以前は、卵や魚卵といったコレステロールを多く含んでいる食品をたくさん食べると、血中コレステロールが増えて健康に悪影響を与えると考えられてきた。しかし、実際には、食事で摂取するコレステロールの影響はそれほど強くない。

コレステロールは体に害のみを及ぼすわけではなく、細胞膜やホルモンなどの材料となる重要な成分。このため、肝臓では毎日、食べ物から供給される量の3倍～7倍ものコレステロールを合成していることがわかってきた。

しかも、食べ物から得られる量が多い場合は少なめに合成し、食事であまりコレステロールを摂らない日は多めに合成する。肝臓がこのように調整し、健康を保つためにバランスを取っているのだ。

こうした体のメカニズムから、コレステロールが多く含まれる食品をたくさん食べても、さほど問題ではないわけだ。基本的には、卵は1日2～3個程度なら、健康に悪影響を与えることはないだろう。

ただし、毎年、成人病健診でコレステロール値が高いと判定されている人や、親が高コレステロール血症の場合などは例外。これまでと同じように、卵はやたらと食べないほうが良さそうだ。

ゆで卵

沸騰した湯でゆでると、抗菌力を持つ物質が激減する！

ゆで卵は水からゆでるか、あるいは沸騰した湯に入れるのか、作り方でこだわる人は多い。しかし、水から入れようが、湯が沸騰するまで待とうが、栄養面からいえばどちらでもいい。重要なのは、卵をゆでる湯の温度だ。

脳を活性化する卵黄のコリンや、抗菌・抗ウイルス作用のある卵白のリゾチームなど、卵に含まれている重要な有効成分には加熱に弱いものが多い。沸騰した湯で10分ゆでられると、リゾチームは10％に激減してしまうほどだ。

熱湯でゆでないと、卵は固まらないのでは？と思うかもしれないが、卵黄は65℃、卵白は60℃から凝固する。グラグラの湯でゆでる必要はまったくないのだ。こうした卵の性質から、有効成分をできるだけ減らさず、しかも卵黄と卵白を固めるには70℃あたりが適温。鍋底に小さな泡がたくさんつくようになるのがこの温度だ。

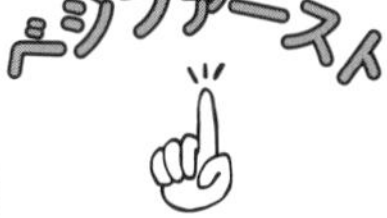

ランチの早めしで試してもムダ…。時間をかけた食事なら効果あり

最近、ダイエットに効果があるということから、野菜を先に食べる「ベジファースト」を実践している人が多い。しかし、やり方によってはちゃんとした効果は得られず、逆にデメリットもあることを知っておこう。

野菜を先に食べると、食物繊維の作用で糖質の吸収が緩やかになり、血糖値の急上昇が抑制されて、血中の糖分が脂肪になりにくい。だが、こうしたベジファーストの効果をしっかり得るには、30分程度かけてゆっくり食事をする必要がある。

10分、15分程度で食べ終えるような場合、期待するようなダイエット効果はなかなか得られないだろう。それどころか、空っぽの胃に野菜が入ると、ビタミンCがすぐに吸収、排出されて、せっかく摂取したのに体に残りにくくなる可能性がある。ベジファーストを試すなら、余裕を持って食べられる夕食がおすすめだ。

牛肉

脂を控えたいなら、「しゃぶしゃぶ」よりも「焼肉」

牛肉は動物性脂肪が気になるので、こってりした焼肉ではなく、脂が落ちるしゃぶしゃぶをよく食べる。こうした人は、根本的な部分で大きなカン違いをしている。しゃぶしゃぶよりも焼肉のほうが、ずっと脂肪分が少ないのだ。

肉を熱い湯のなかで泳がせると、脂がふわっと浮き上がる。このため、しゃぶしゃぶはヘルシーな調理法だというイメージがあるが、じつはそうでもない。調理後に含まれる脂の量を比較すると、焼肉よりもしゃぶしゃぶのほうが約１・５倍も多いのだ。

しゃぶしゃぶの場合、調理中の肉の温度は、くぐらせる湯と同じ70～80℃程度にしかならない。これに対して、焼肉の肉は表面が約１６０℃まで上昇。肉は高温になるほど脂肪が流出しやすくなるので、焼肉のほうが脂が落ちるというわけだ。こうした理屈を知ったうえで、どうやって食べるのかを決めるようにしよう。

緑茶

飲みながらレバニラを食べると、タンニンが鉄の吸収を阻害！

緑茶を飲みながら食事をする。ごく当たり前のことだが、場合によっては、栄養の吸収を損なう恐れがあることを知っているだろうか。

緑茶と相性が悪いのは、レバニラに代表される鉄分摂取を期待できる料理。食前や食中、食後に飲むと、緑茶に含まれている苦み成分のタンニンが鉄と結合し、吸収率を半分程度にまで下げてしまうのだ。レバーや赤身肉、シジミ、小松菜といった、鉄分の多い食材を使った料理のときには、緑茶は薄くいれるか、タンニンが含まれていない麦茶を飲むのがおすすめだ。

タンニンはコーヒーや紅茶にもたっぷり含まれているので、これらを食後に飲むのも避けたほうがいい。適しているのはオレンジジュースやグレープフルーツジュースなど。タンニンとは逆に、ビタミンCが鉄分の吸収を助けてくれる。

野菜サラダ

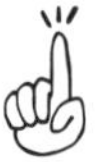

ノンオイルドレッシングはNG！緑黄色野菜のβ‐カロテンを吸収できない！

サラダを食べるとき、油分の多いドレッシングやマヨネーズをかけるとカロリーが高くなるからと、ノンオイルドレッシングをかける人も多いだろう。こうするほうがヘルシーと思っているのかもしれないが、残念ながら、大きな考え違いだ。サラダから摂取したい重要な栄養素、β‐カロテンの吸収に大きなロスが出てしまう。

サラダは緑黄色野菜と淡色野菜の組み合わせになっていることが多い。この2タイプの野菜の違いは、単なる色の濃さではなく、含まれているβ‐カロテンの量で決まる。基本的に可食部１００ｇ当たり、β‐カロテンを６００μｇ以上含む野菜のことを緑黄色野菜と呼び、６００μｇ未満のものを淡色野菜という。

ただ、トマトやピーマン、サヤインゲンなどは例外。どちらも６００μｇという基準値に届いておらず、本来なら淡色野菜として扱われるところ、食べる量や頻度が多く、

β-カロテンの供給源として重要であることから、緑黄色野菜に分類されている。

よく知られているように、β-カロテンには強い抗酸化作用があり、生活習慣病の予防などに役立つ。しかし、水には溶けにくく、油によく溶ける脂溶性のため、サラダにノンオイルドレッシングをかけると、十分吸収することができない。

油を使った料理をサラダといっしょに食べる場合、消化器官のなかで油と緑黄色野菜が混じり合って、ある程度、β-カロテンを吸収することはできる。しかし、サラダに直接ドレッシングやマヨネーズをかけたほうが、吸収力がずっと高いのは当然だろう。油の摂り過ぎに注意しつつ、適量の油とともに食べるのがおすすめだ。

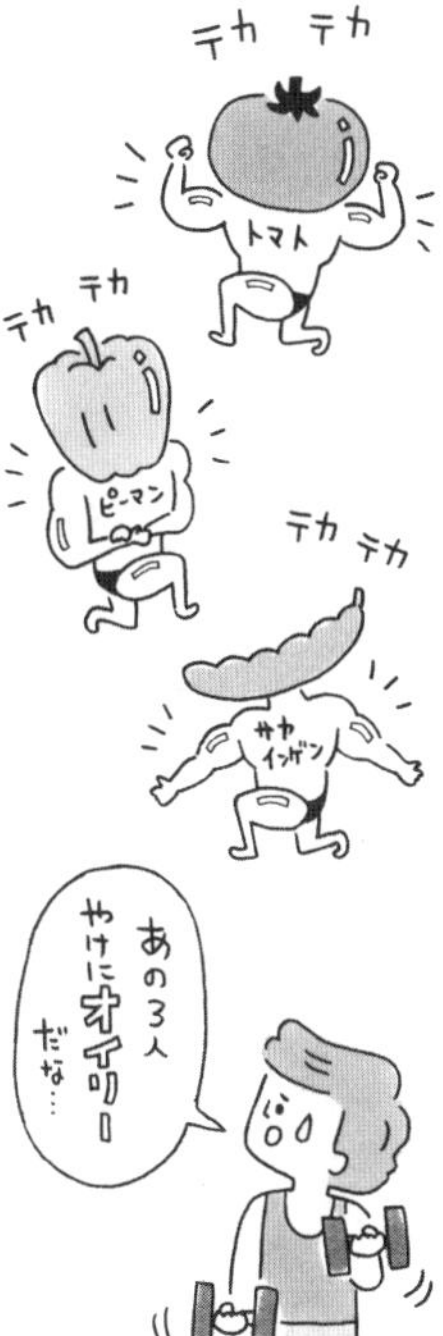

ワカメのみそ汁

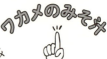

定番のネギとの組み合わせは、カルシウムが吸収されにくい！

みそ汁の定番のひとつが、ワカメとネギの組み合わせ。大好きな人も多いだろうが、頻繁に食べるのはやめておいたほうがいい。

ワカメはカルシウムの多い食品で、１００g当たりでは牛乳の約7倍も含まれている。ところが、生のネギといっしょに食べると、香り成分の硫化アリルの働きによって、カルシウムの吸収が妨げられてしまうのだ。ただし、ネギをしっかり加熱すると、硫化アリルの働きは弱まるので、いったん煮立てれば問題はない。

みそ汁にワカメといっしょに入れる具としては、シメジやエノキのなどのキノコ類がおすすめだ。使う前にちょっとひと手間かけて、1時間ほど天日干しをしてみよう。キノコのなかでビタミンDが合成されて、ワカメに含まれているカルシウムの吸収をより助けてくれる。

キノコ

鍋には水から入れないと、いいだしは取れない

炒め物や炊き込みごはん、ホイル焼きなど、多彩な料理に使えるキノコ。なかでも汁物やスープ、鍋にすると、風味あるだしも存分に味わうことができる。
おいしく仕上げるためのポイントは、キノコを鍋に投入するタイミング。沸騰した湯に入れるのか、水から入れて加熱するのか。いつも前者という人は、だしの薄い残念な味わいしか知らないはずだ。

キノコに含まれる「世界3大うま味成分」のひとつ、グアニル酸は60℃〜70℃で最も活発に増える。この性質から、沸騰した湯にいきなり入れても、良いだしは絶対に出ないのだ。キノコを汁物や鍋で使うときには、水から入れるのが鉄則。だしがよく出る60℃〜70℃に達したら火加減を調節し、ベストの時間帯をしばらく保つようにすると、うま味成分を最も多く引き出すことができる。

シジミ

真水で塩抜きは大間違い！ 薄い塩水に浸けると、うま味成分が増す

シジミやアサリのみそ汁を飲んだとき、「ジャリッ」と砂を噛んでしまった経験のある人は多いだろう。そういうイヤな失敗をなくすため、加熱調理をする前に砂抜きというひと手間が必要だ。

アサリは海や内湾に棲む貝なので、海水程度の塩分濃度の水で砂抜きをする。一方、シジミは淡水産の貝。塩水に浸したら死んでしまうので、真水である水道水を使わなくてはいけない。砂抜きはこのようにしなさいと、かつてはいわれていた。

しかし、これは随分以前の〝常識〟だ。いまも信じて実行している人は、わざわざシジミの味わいをかなり落としていることになる。

誤解している人が多いようだが、一般的に流通しているヤマトシジミは淡水産の貝ではなく、海水と淡水が混じる汽水域に生息している。宍道湖や網走湖、青森県の

十三湖など、主要な産地はいずれも汽水域だ。

汽水域の環境下では、塩分濃度は潮の満ち引きに影響されて変化することが多い。水の塩分濃度が高くなったときには、生息するシジミなどの生物は、体内の浸透圧を高めないと生きていけない。

そこで、シジミは筋肉のエネルギー源であるグリコーゲンを分解し、アラニンやコハク酸、グルタミン酸といったエキス成分を増やすことによって、塩水と同じ浸透圧にする。つまり、塩分濃度が高めの水のなかにいるとき、シジミは体内にうま味成分をたっぷり含み、食べておいしい状態になっているわけだ。

一方、水の塩分濃度が低いときには、シジミはエキス成分を減少させることによって浸透圧を調整する。この状態のシジミを食べても、あまりうま味を感じないはずだ。こうしたシジミの体のメカニズムから考えると、水道水を使って砂抜きをするのはNGということになる。

砂抜きのために使う水は、塩分濃度0・5～1％程度がベスト。この程度の薄い塩水に浸けて、体内のうま味成分を増やしてもらおう。

レンコン

アク抜きをすればするほど、ポリフェノールや食物繊維が流出！

食物繊維が豊富に含まれているレンコン。意外にビタミンCなども多く、栄養豊富なので積極的に食べたい野菜だ。けれども、ちょっと気になるのが、切るとすぐに黒っぽく変色すること。水にさらすアク抜きが必要といわれているのだが……。

レンコンのアクとされるのは、緑茶に含まれている成分として知られるタンニン。ポリフェノールの一種で、強い抗酸化作用があることがわかっている。レンコンを水にさらせば、この重要な有効成分はもちろん、ネバネバした水溶性食物繊維のムチンも溶け出してしまう。

栄養面からいえば、レンコンはゴボウなどと同じく、水にさらすのは極力避けたいものだ。料理がどす黒くなるのがどうしても気になるなら、白さをある程度保つため、変色を抑える効果のある酢水に1～2分程度だけ浸けるようにしよう。

サツマイモ

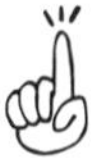

電子レンジで加熱すると、本来の甘みは決して出ない

甘くておいしい、焼きイモやふかしイモ。家で作る場合、焼いたり蒸したりは手間がかかるので、電子レンジで手軽にチンする人が少なくないのではないか。しかし、その調理方法では、本来の甘さにはほど遠い仕上がりになるはずだ。

サツマイモは低温でじっくり加熱するのが基本。電子レンジで加熱すると、短時間で急激に熱せられるため、どうしても甘くなりきらないのだ。

サツマイモが甘くなるのは、でんぷんが65℃～75℃の温度で糊化《こか》（糊状になること）し、それがβ-アミラーゼという糖化酵素によって分解され、麦芽糖に変化するからだ。β-アミラーゼが最も働く温度は55℃～65℃くらいなので、サツマイモは65℃前後の低温で、時間をかけて調理するのがベスト。アルミホイルに包んで、オーブンやグリルで時間をかけて焼くと、そうした甘みを引き出すことができる。

ジャガイモ

冷蔵庫保存後の揚げ物は絶対ダメ！発がん性物質が発生する！

ジャガイモは常温で比較的長期間、保存することができる。しかし、わざわざ冷蔵庫で保存している人もなかにはいるようだ。

ジャガイモは０℃近い低温にさらされると、凍ってしまわないように、でんぷんを分解して糖を作る性質がある。甘くておいしくなるわけだが、あまりおすすめはできない。こうしたジャガイモを高温で調理すると、増えた糖がアミノ酸と化学反応を起こし、アクリルアミドという発がん性物質がより多く生まれてしまうからだ。

アクリルアミドが発生するのは、炒めたり揚げたりした場合。ゆでる、蒸す、煮るといった低温調理では発生しない。調理方法を誤らなければＯＫではあるが、危険なことをつい忘れて、フライドポテトなどを作ってしまうかもしれない。通常のように、常温保存しておくほうが安全だ。

ジャガイモ

皮をむいて食べると、クロロゲン酸や鉄分がムダに！

皮をむいてからジャガイモをゆでると、水溶性のビタミンCがゆで水のなかに溶け出してしまう。このため、皮をむかないでゆでるのが、ジャガイモの調理で栄養を失わないようにするコツだ。けれども、ゆでたあとで皮をむいて捨ててしまえば、やはり栄養を少なからず失ってしまう。

じつはジャガイモの皮と皮に近い部分には、鉄分とカルシウムが豊富に含まれている。加えて、がん予防効果が期待されるポリフェノールのクロロゲン酸も、皮と皮のすぐ下の部分に多い。新じゃがなどの皮の薄いタイプはもちろん、ジャガイモはできるだけ皮ごと調理して、まるごと食べるようにしたいものだ。

ただ、光に当たると、皮に天然毒素のソラニンやチャコニンが発生する。皮が青い部分に含まれているので、そうした場合は皮をしっかり取り除くようにしよう。

大根おろし

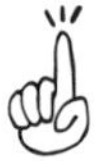

有効成分は揮発性なので、作り置きをしたら栄養が半減！

すりおろしたばかりの大根おろしはピリッと辛い。しかし、この辛さが苦手で、作ったらしばらく置いておき、辛さが飛んでから食べるという人も少なくなさそうだ。こうすれば、確かにマイルドな味わいにはなるだろう。しかし、辛さといっしょに、大根に含まれている重要な有効成分も失うことになってしまう。

大根おろしが辛いのは、細胞が傷つけられることによって、アリルイソチオシアネートという辛み成分が生成されたからだ。この成分は抗酸化作用が強く、活性酸素を除去して、がんを予防するといった効果がある。しかし、揮発性なので時間とともに失われて、30分足らずで半減してしまうのだ。

ピリッとした辛さは、作りたての大根おろしならではの風味。健康効果を100％得るために、食べる直前にすりおろすようにしよう。

大根おろし

シラス干しと合わせると、カルシウムの吸収を妨げる！

シラス干しと大根おろしは、相性ぴったりの組み合わせで、朝ごはんのおかずに最高。こう思っている人は多いかもしれないが、栄養面から考えれば、あまりおすすめできる食べ合わせではない。

シラス干しには体内で合成できない必須アミノ酸のひとつ、リジンが含まれている。リジンはごはんやパンにはあまり含まれておらず、不足しやすいアミノ酸だ。シラス干しはその重要な供給源なのだが、大根おろしとの相性は良くない。生の大根に含まれているリジンインヒビターという成分が、リジンの吸収を阻害してしまうのだ。

こうした作用から、シラス干しはそのまま食べたほうがいい。大根おろしといっしょが大好きだという場合、ポン酢や酢醤油をかけるようにしよう。酢の作用でリジンインヒビターの働きが抑えられ、リジンが吸収されやすくなる。

モロヘイヤ

家庭菜園で育てたものは要注意！ 種子やさやには何と猛毒が！

β-カロテンの含有量では、野菜のなかでもトップクラスのモロヘイヤ。カルシウムやカリウム、ビタミンC、Eなども豊富で、栄養面では文句のつけようがない。エジプトでは「野菜の王様」といわれ、クレオパトラも食べていたと伝わる。

モロヘイヤの栽培は難しくないので、家庭菜園やプランター栽培を楽しんでいる人もいるだろう。だが、収穫時には十分注意が必要だ。間違った摘み方をしたら、最悪の場合は命を失ってしまう。

最も危険な部分はモロヘイヤの種。心拍を異常に活発化する猛毒が含まれており、軽い場合はめまいや嘔吐で済むが、重症化すれば心不全を起こす。1996年には長崎県で、3頭の牛が死亡した事故が起こっている。種だけではなく、さやや茎にも毒は含まれているので、葉以外の部分は絶対に食べてはいけない。

野菜や果物の意外な有効成分

キャベツ、サツマイモ、
トウモロコシ、ミョウガ、豆類…。
こんな身近な野菜たちに、
ビックリする有効成分が、
たくさん含まれているなんて！

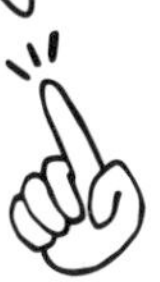

キャベツ

有効成分、ボロンの効果でバストアップ！

女性の尽きない悩みのひとつがスタイルの維持。スリムなラインを保ちつつ、できればバストアップもしたい……こんな相反する願いを叶えてくれる食べ物は、もしかしたらキャベツかもしれない。

有効成分として期待できるのは、キャベツに多く含まれているボロンというミネラルの一種。とはいえ、直接的なバストアップ作用があるわけではない。代表的な女性ホルモン、エストロゲンの分泌を促すことがわかってきたのだ。

エストロゲンは女性らしい体作りを助けるホルモン。思春期には乳房の成長を促進する働きがあることから、キャベツをもりもり食べるとバストアップにつながるかも、というわけだ。また、エストロゲンには美肌効果や更年期障害を軽くする働きもある。こちらのほうが、現実的には有益な効能かもしれない。

枝豆

妊婦や子どもに必要な葉酸が豊富！ビールのつまみ以外にも活用を

ビールのつまみに絶好の枝豆。お父さんが大好きな食べ物だが、最も食べるべきなのは、ビール好きの成人男性ではない。妊娠している女性や子どもこそ、季節にかかわらず、たくさん口にするようにしたいものだ。

枝豆は未成熟の大豆で、たんぱく質をはじめとする栄養が豊富。ビタミンＢ群の一種である葉酸もたっぷり含まれている。葉酸は細胞の増殖や発育に必要なＤＮＡの合成に欠かせない成分で、赤血球を作るという重要な働きもある。

葉酸は体内でも作られるので、通常はあまり不足することはない。しかし、妊婦や成長期の子どもは別で、細胞増殖を盛んに行うためには、積極的に葉酸を補給する必要がある。枝豆に含まれている葉酸の量は、野菜のなかでは含有量の多いホウレンソウの約１・５倍。枝豆でおいしく補給するようにしよう。

納豆

ゆで大豆と比べて、ビタミンB_2が7倍に激増！

たんぱく質はもちろん、さまざまな栄養が豊富な大豆。この大豆から作られるのが、伝統的な発酵食品の納豆だ。大豆と納豆は栄養成分が似ている部分も、随分と異なっているところもある。

大きな相違点のひとつが、ビタミンB_2の含有量だ。納豆のビタミンB_2は、大豆よりもはるかに多い。ゆで大豆では１００ｇ当たりの含有量が０・０８㎎のところ、納豆にはその７倍の０・５６㎎も含まれている。

ビタミンB_2の働きで大きなものは、脂肪を分解してエネルギーに変えること。加えて、動脈硬化の予防にも関係しており、生活習慣病を防ぐには欠かせない栄養素だ。アルコール代謝の際にも活躍するので、酒をよく飲む人は、つまみに納豆を使ったメニューを加えるようにしよう。

落花生

コエンザイムＱ10のパワーで、アンチエイジング！

「コエンザイムＱ10」という名に聞き覚えがないだろうか。少し前に流行ったサプリメントとして記憶している人も多そうだ。この注目の栄養素は、じつは落花生をポリポリ食べるだけで摂取することができる。

コエンザイムＱ10は、かつてビタミンＱと呼ばれていたこともある成分。人間が生きていくためのエネルギーは、細胞内のミトコンドリアによって生み出される。その働きに欠かせないのがコエンザイムＱ10だ。

コエンザイムＱ10には強力な抗酸化作用があり、アンチエイジングの切り札として注目されている。体内でも合成されるが、その量は加齢とともに減っていく。そこで、食べ物から補給することが必要になってくるわけだ。落花生のほかに、クルミやアーモンド、イワシなどに多く含まれているので覚えておこう。

クレソン

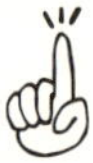

栄養抜群の「最強の野菜」と米国の研究者が認定

最も栄養価の高い野菜は何か。こう問われると、真っ先にホウレンソウを思い浮かべる人が多いかもしれない。抗酸化作用の高いブロッコリーにも人気が集まりそうだ。ほかにもニラやピーマン、オクラといった緑黄色野菜も候補にあがるだろう。

しかし、米国のウイリアム・パターソン大学の研究によると、「最強の野菜」の座には少々地味な存在が就くことになった。最も栄養価の高い野菜とされたのはクレソン。肉料理の添え物として、皿にちょっとだけのせられているような野菜だから、意外に思う人も多いだろう。

味や香りに少々クセがあるので、食べずに残していた人も少なくないのではないか。そういった人は、重要な栄養を摂取するチャンスを捨てていたことになる。

同大学の研究では、数多くの野菜や果物を対象にして、ビタミンA、B_1、B_6、B_{12}、

C、D、E、K、たんぱく質、カルシウム、カリウム、鉄、リボフラビン、ナイアシン、葉酸、亜鉛、食物繊維、以上17種類の必須栄養素の含有量を調べ、その値をスコア化した。

その結果、スコア100点の第1位になったのがクレソン。主だった栄養を豊富に含んでおり、群を抜いて優れた野菜とされた。クレソンはこれら必須栄養素のほかにも、血栓予防効果がある辛み成分、アリルイソチオシアネートなどの有効成分も含んでいる。つけ合わせでちょっとだけ食べるのではなく、サラダの主役やさっと加熱した炒め物などにして、たっぷり食べたいものだ。

この研究の上位ランキングを紹介すると、2位がチンゲンサイなど中国料理でよく使われる野菜（スコアは91・99点）、3位がフダンソウ（89・27点）、4位がビーツの葉（87・08点）、5位がホウレンソウ（86・43点）だった。

ただし、研究で対象にしたのは必須栄養素のみ。強い抗酸化作用などで注目されているポリフェノールをはじめ、ファイトケミカルといわれる非必須栄養素は考慮されていない。これらも含めて判定すると、また違った結果になるのかもしれない。

アボカド

豊富な不飽和脂肪酸に加えて、食物繊維がゴボウ並みに多い

果物のなかでも、栄養豊富なことで知られるアボカド。世界で一番栄養価の高い果物として、ギネスブックに認定されたほどだ。

アボカドは脂肪分が非常に多く、口当たりも滑らかで濃厚なことから、「森のバター」という異名がある。しかし、バターよりもはるかにヘルシーな食べ物だ。

血中コレステロールを減らすリノール酸、悪玉コレステロールだけを減らすオレイン酸、体内でＤＨＡ（ドコサヘキサエン酸）やＥＰＡ（エイコサペンタエン酸）に変換されるα-リノレン酸など、体に良い影響を与える不飽和脂肪酸がアボカドにはたっぷり含まれている。

アボカドといえば、こうした脂肪分がクローズアップされることが多いが、じつは驚くほど食物繊維が豊富な果物でもある。

アボカド１００ｇには、腸内細菌のエサになって腸内環境を整える水溶性食物繊維が１・７ｇ、便のカサを増して便通を良くする不溶性食物繊維が３・６ｇ、合わせて５・３ｇの食物繊維が含まれている。この数字は食物繊維が多い野菜の代表、ゴボウ１００ｇに含まれる５・７ｇとほぼ同じだ。

ただ、アボカドは脂肪分が多く含まれていることから、カロリーがかなり高め。可食部１個分に含まれるカロリーは、ごはんお茶碗１杯とほぼ同じなので、食べ過ぎには注意しよう。１回の食事で食べるのは、２分の１個から１個程度にしておくのがいいだろう。

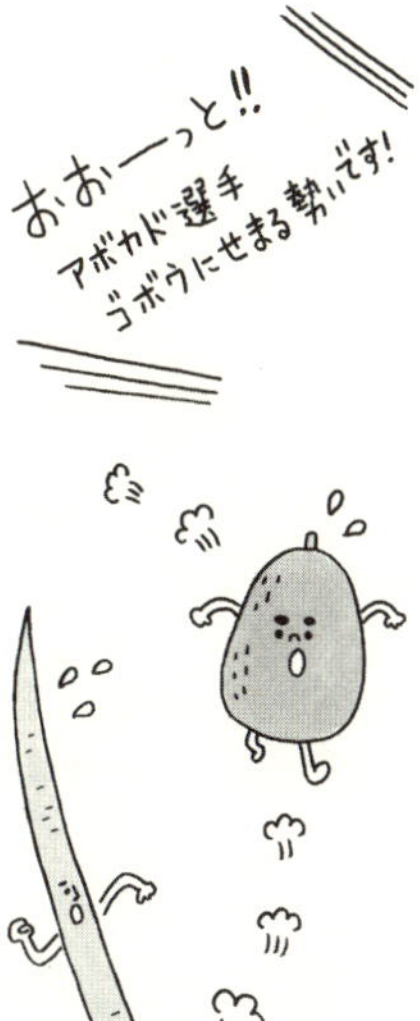

おお──っと!!
アボカド選手
ゴボウにせまる勢いです!

トウミョウ

ひょろひょろの芽生えのなかに、豆の7倍以上のβ-カロテンが！

水耕栽培によって、えんどう豆を発芽させた若い芽が、豆の苗と書くトウミョウ。一見、たいした栄養はなさそうに思えるかもしれないが、細いからだに秘めているパワーはすごい。豆のときよりもはるかに栄養価が高いのだ。

なかでも注目したいのがβ-カロテンで、小松菜に匹敵する100g当たり3000μgも含まれている。未熟なえんどう豆であるグリーンピースは100g当たり410μgなので、発芽して数日たつだけで7倍以上になるのだ。

ほかに、骨の形成に必要不可欠な栄養であるビタミンKも多く、これもグリーンピースと比べると7倍以上。β-カロテンやビタミンKは油に溶ける脂溶性なので、炒め物などに調理すると吸収率がぐっと高まる。かさが減ってたくさん食べることもできるので一石二鳥だ。

ミョウガ

物忘れするどころか、香り成分に集中力を高める効果あり！

さわやかな香りが特徴で、そうめんなどの夏の薬味に欠かせないミョウガ。しかし、「ミョウガを食べると物忘れがひどくなる」と聞いたことはないだろうか。単なる言い伝えだと思いながらも、ちょっと気にしつつ食べる人がいるかもしれない。

もちろん、ミョウガにもの忘れ促進効果はない。それどころか、逆にミョウガには脳の活動を活発化し、集中力を高める効果があることがわかってきた。有効なのは、特有の香りに含まれているα-ピネンという精油成分。脳の働きを助けるほか、食欲増進や発汗の促進、血液循環を高めるといった作用もある。α-ピネンは揮発性なので、包丁で刻んだらすぐに食べるようにしよう。

ミョウガは最近、辛み成分のミョウガジアールに抗菌、解毒効果があることでも注目されている。夏の薬味にとどめておくにはもったいない存在だ。

キュウリ

「栄養がない野菜」だなんて、とんでもない

野菜のなかでもキュウリには栄養がなく、食べてもほとんど水分補給にしかならない。何しろ、キュウリはあのギネスブックに「世界で最も栄養のない野菜」として載っているのだから……。こう思っている人は、大きなカン違いをしている。

キュウリは確かにギネスブックに掲載されたことがあるが、その「世界一」は栄養に関してではない。「世界で最もカロリーの少ない野菜」として認定されたのだ。

カロリーが少ない分、たいしたエネルギー源にはならないが、もちろん食べる価値はある。特に豊富に含まれているのはカリウム。利尿作用によって体を冷やしてくれるので、まさしく夏の野菜といえる。ビタミンCや食物繊維についても、100g当たりに含まれる量はトマトとほとんど同じ。熱い時期には水分補給も兼ねて、たびたび食べるようにしたいものだ。

ネギ

緑色の部分にあるヌルヌルには、免疫系を活性化する働きが！

ほとんどが緑色の細ネギは、根の部分以外はすべて利用する。では、太い長ネギはどうだろうか。葉の部分は切ると気持ち悪いヌルヌルが出てくるので、白いところだけを食べる人もいるのではないか。しかし、このヌルヌルは重要な成分なので、ぜひ捨てないで利用するようにしよう。

長ネギの葉の内部にあるゼリー状のヌルヌルは、さまざまな多糖類が集まった水溶性ペクチン。決して、ネギが傷んでいるから分泌されているわけではない。

このヌルヌルは、ネギが害虫などから身を守るために作っている物質。近年、植物だけではなく、人間の免疫系を活性化する働きもあることが明らかになってきた。貴重な有効成分なので、捨てずにありがたくいただくことにしよう。加熱しても効果がなくならないので、薬味だけではなく、炒め物や煮物などにするのもいい。

サツマイモ

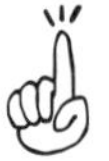

切り口の白い液は、便通を良くする成分のヤラピン

サツマイモを切ると、皮に近い部分から、ミルクのような白い液がにじみ出てくる。放っておくと黒く変色するが、体の害になるようなものではない。それどころか、便秘気味の人には効果抜群の物質なので、洗い流さないようにしよう。

この白い液はサツマイモ特有の成分で、ヤラピンという樹脂の一種。消化器系に作用する物質で、胃の粘膜を保護し、腸のぜん動運動を促し、便をやわらかくする働きもある。緩やかな下剤のようなもの、といってもいいかもしれない。

このヤラピンと豊富な食物繊維との相乗効果により、サツマイモを食べるとお通じが良くなるというわけだ。昔からサツマイモは便秘に効くといわれてきたが、科学的根拠のある話だったのだ。ヤラピンは加熱に強い物質なので、焼きイモや蒸しイモにしても効果を期待できる。

トウモロコシ

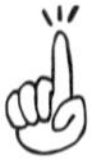

夏の紫外線から目を守る成分ゼアキサンチンが豊富！

トウモロコシは世界三大穀物のひとつだが、日本では夏を代表する作物のひとつ。太陽がギラギラ照りつける季節、このトウモロコシをよく食べるのはとても理にかなっている。強い紫外線から目を守ってくれる働きがあるからだ。

有効なのはゼアキサンチンという成分。黄色や赤色などの天然色素のグループであるカロテノイドの一種で、体内に入ると、網膜の中心部にある黄斑で働いてくれる。強力な抗酸化作用があり、紫外線やブルーライトなどの有害な光を吸収。加齢が原因となる黄斑変性症の予防効果も確認されており、目の健康を保つのに欠かせない成分だ。

ゼアキサンチンと同じような効果は、ルテインというカロテノイドにもある。こちらはケールやホウレンソウ、ブロッコリーといった緑黄色野菜に多く含まれているので覚えておこう。

キウイ

グリーン種は肉料理の胃もたれを予防！ゴールデン種では効果なし…

タマネギやパイナップルに、たんぱく質を分解する作用があることは広く知られている。肉をすりおろしタマネギに浸け込んだり、酢豚にパイナップルが入っていたりするのはこのためだ。同じようにキウイフルーツにも、特有のたんぱく質分解酵素であるアクチニジンという成分が含まれている。

キウイフルーツには果肉が緑色のグリーン種と、黄色をしたゴールデン種のふたつがある。グリーン種にはほど良い酸味があり、ゴールデン種はより甘みが強い。どちらを選ぶのかは好みの問題だが、甘いゴールデン種をよく食べるという人も少なくないだろう。しかし、肉料理のデザートにするなら、グリーン種で決まりだ。

同じキウイフルーツでも、グリーン種とゴールデン種では栄養成分がかなり異なっている。アクチニジンについては、グリーン種に豊富に含まれている一方、ゴールデン種の含有量はわずかでしかない。ゴールデン種を肉料理のあとのデザートにしても、グリーン種で得られる胃もたれ防止効果は期待できないのだ。

注意したいのは、アクチニジンは熱に弱いという性質があることだ。加熱調理したジャムなどには、たんぱく質を分解する働きはないので、キウイフルーツをデザートにするなら生食に限る。

なお、アクチニジンは皮の部分にも含まれているので、捨てないで利用しよう。グリーン種の皮を肉の上にペタペタのせておくだけで、すりおろしタマネギに浸け込んだときのように、固い肉がやわらかくなる。

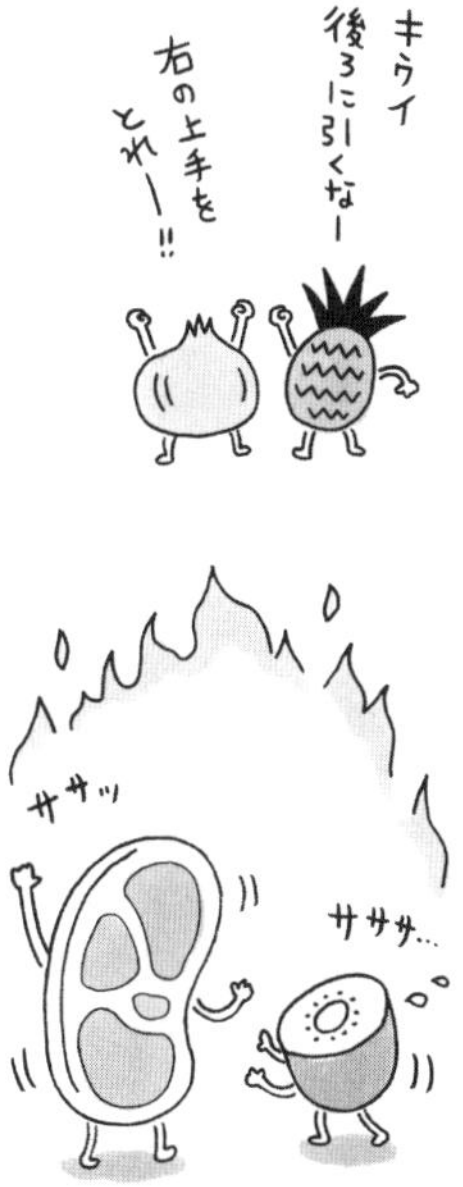
キウイ後ろに引くなー
右の上手をとれー!!
ササッ
サササ…

干しブドウ

ポリフェノールを豊富に含む皮ごと食べられる！

フランス人はこってりした料理を好むにもかかわらず、ほかの西欧諸国と比べて、心臓病による死亡率が低い。これは赤ワインに含まれているポリフェノールの効能によるもの、という研究がある。

とはいえ、ワインの飲み過ぎは体に良くない。そこで、ワインの代わりにその原料であるブドウを毎日たくさん食べるというのはどうだろう。

ブドウはエネルギー源となる果糖やブドウ糖が豊富。疲労回復効果のあるクエン酸や、血圧を低下させるカリウムなども多いので、それなりの健康効果は得られそうだ。

しかし、皮ごと食べないタイプの品種の場合、肝心のポリフェノールを期待通りに摂取することはできない。

ブドウのポリフェノールは、果肉よりも皮や種に多く含まれている。皮を取り除いたブドウから造る白ワインに、赤ワインの数分の1程度しかポリフェノールが含まれていないのはこのためだ。ブドウが本来持っている栄養を得るには、やはり皮ごと食べる必要がある。

ブドウの皮にはさまざまなポリフェノールが含まれている。なかでも注目されているのがレスベラトロールという成分だ。

レスベラトロールは強力な抗酸化作用を持っており、悪玉コレステロールの酸化を防ぎ、動脈硬化を予防する。女性や中高年には、皮膚を紫外線から守り、シミを予防する美肌効果があるのも見逃せない。肥満や糖尿病を防ぐ効果も動物実験で明らかになっており、さらに長寿遺伝子との関係性もあるといわれている。

こうしたポリフェノールを日常的にたっぷり摂りたいのなら、干しブドウがおすすめだ。皮ごと食べられるのに加えて、成分が凝縮されているので、同じ分量で比較すると、生食よりもはるかに高い健康効果を得ることができる。

ほかに、種ごとミキサーにかけて、手作りジュースにするのもいい。少々手間はかかるが、これならブドウのポリフェノールをまるごと摂取できる。

渋皮煮

ポリフェノールのタンニンは、皮の部分に豊富！

秋の味覚、栗は味が良いのはもちろん、栄養価も高い果実。焼き栗やゆで栗、甘露煮などは甘くてとてもおいしいが、栄養面から考えると残念なことがある。生の栗に豊富に含まれているアンチエイジングに効く成分を、こうした食べ方ではまったく摂取することができないのだ。

焼き栗などにはない重要な成分とは、ポリフェノールの一種であるタンニンやプロアントシアニジン。強い抗酸化作用があり、老化防止やがん予防などに効果があることが知られている。しかし、こうしたポリフェノール類は渋皮に含まれているので、きれいにはいでしまうと健康効果はゼロなのだ。

うれしいアンチエイジング効果を得るには、渋皮ごと食べる渋皮煮がいちばん。少々、時間と手間がかかるが、ぜひ手作りしてみよう。

魚や肉の
意外な有効成分

メインのおかずになる
魚や肉に隠された
あっと驚くような健康情報。
知って食べれば、
食事がもっと楽しくなる！

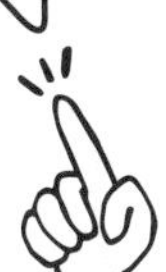

サバ

サバ缶のカルシウムの量は、生の魚の何と43倍！

手軽さと値段の安さにより、近年、ブームが続いているサバ缶。２０１８年にはついにツナ缶を抜き、魚介の缶詰のなかで市場規模がトップになった。この人気のサバ缶、じつは健康効果も特筆ものであることを知っているだろうか。加工前の生の状態と比べて、ある栄養素が信じられないほど多くなっているのだ。

激増している成分はカルシウム。生の状態のサバには可食部１００ｇ当たり6㎎含まれているのだが、サバ缶になると２６０㎎と約40倍にも数値が跳ね上がる。これは、骨ごとやわらかく加工されているためだ。

サバ缶にはカルシウムの吸収を助けるビタミンDも多く、生のサバの倍以上の量が含まれている。骨を作るための効率も非常に良く、骨粗鬆症《こつそしょうしょう》を予防するのにサバ缶は理想的な食べ物といっていい。

カキ

髪に効く亜鉛がたっぷり！育毛効果に期待して生ガキを

カキは「海のミルク」ともいわれる。18種類のアミノ酸を含む良質なたんぱく質、疲労回復効果のあるタウリンほか、ビタミンやミネラルなども豊富な食材だ。なかでも注目なのが、すべての食品のなかで最も含有量の多い亜鉛。近ごろ、髪の毛が気になって……という人には格別必要とされる栄養素だ。

亜鉛は体内にある200種以上の酵素の働きに関与する重要な物質。特に、細胞の新陳代謝に必要で、大事な髪の毛も亜鉛の十分な働きなくして健康は保てない。亜鉛が不足すると、摂取したたんぱく質が髪の材料として届きにくくなる。その結果、髪が細くなったり、薄くなったりということにつながってしまう。

注意したいのは、カキは加熱すると亜鉛が減ってしまうこと。新鮮な生ガキをたくさん食べて、髪の健康をキープしよう。

サケ

赤い色素の持つ強力な抗酸化作用で、シワやシミを予防！

サケは濃いピンク色の身をしているが、じつは白身魚に分類される。あの特徴的な色は、食べているエサの色素が蓄積したものだ。そして、その色素の持つ健康効果が近年、大いに注目されている。

赤い色素はアスタキサンチンという天然のカロテノイド。もともと、ヘマトコックスという小さな藻類に含まれているものだ。ヘマトコックスをオキアミなどの動物プランクトンやエビなどがエサとし、それをサケが食べることによって体が少しずつ赤くなっていく。

アスタキサンチンを筋肉に定着させられるのは、サケ科の魚だけ。ほかの魚はオキアミをいくら大量に食べても、身が赤くならない。アスタキサンチンの健康効果を手軽に手に入れるには、サケの仲間を食べるのがいちばんなのだ。

アスタキサンチンはトマトに含まれているリコピンや、緑黄色野菜のβ-カロテンなど、ほかのカロテノイドと同じく、非常に強い抗酸化作用を持っている。特に紫外線によって発生する活性酸素に有効で、β-カロテンの約40倍、ビタミンEの約550倍もの効果があることがわかってきた。

サケの産卵のときになくてはならないのが、このアスタキサンチンのパワーだ。サケは激しい流れに逆らい、紫外線にさらされながら浅瀬をさかのぼる。このとき、サケの体で大量に発生するのが、有害な活性酸素。それでもサケが上流を目指せるのは、アスタキサンチンの働きによって活性酸素を除去できるからなのだ。

サケの赤い色素はイクラに移され、産卵後のサケは白い体になって朽ち果てる。孵化するまでの間、イクラが浅瀬で紫外線に耐え続けることができるのも、アスタキサンチンによってしっかり守られているからだ。

シミやシワを予防し、肌の張りを保つアンチエイジング効果を期待し、サケをたくさん食べるようにしよう。サケの仲間のなかでも、鮮やかな紅色が特徴のベニザケにアスタキサンチンが最も多いのでおすすめだ。

干しエビ

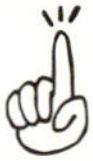

カルシウムが断トツに多く、１食分で１日の必要量を満たす！

カルシウムの多い食品といえば、牛乳などの乳製品や小魚類を思い浮かべるのではないか。確かに、１食分の量で換算すると、牛乳コップ１杯（２００㎖）には２２０㎎、シシャモ３尾には１９８㎎、イワシ丸干し１尾には１３２㎎という相当な量のカルシウムが含まれている。

けれども、カルシウムの１日の摂取基準量は30〜40歳代の男性で６５０㎎、50歳以上では７００㎎、18歳以上の女性で６５０㎎もある。牛乳やイワシを頑張って飲んだり食べたりしても、単体ではなかなか基準量には達しない。

ところが、わずか１食分で、簡単に１日の基準量を満たすというすごい食べ物がある。それが中華食材の小さくて赤い干しエビ。何と、カルシウム含有量は１００ｇ当たり７１００㎎もある。１回に食べる量を10ｇとしても、７１０㎎ものカルシウムを摂取できるのだ。

ただ、購入する際に注意したいのが、近年よく見られる輸入ものの干しエビのなかには、殻を取り除いて加工しているものも少なくないことだ。エビのカルシウムは殻に含まれているので、こうした商品のカルシウム量はぐっと少なくなる。買う際に殻の有無をチェックするようにしよう。

また、日本産の素干しの桜エビもカルシウム豊富で、100g当たり2000㎎含まれている。この桜エビを食卓に常備しておき、ごはんやおかずにサッとかけて食べることを習慣にするのもいいだろう。

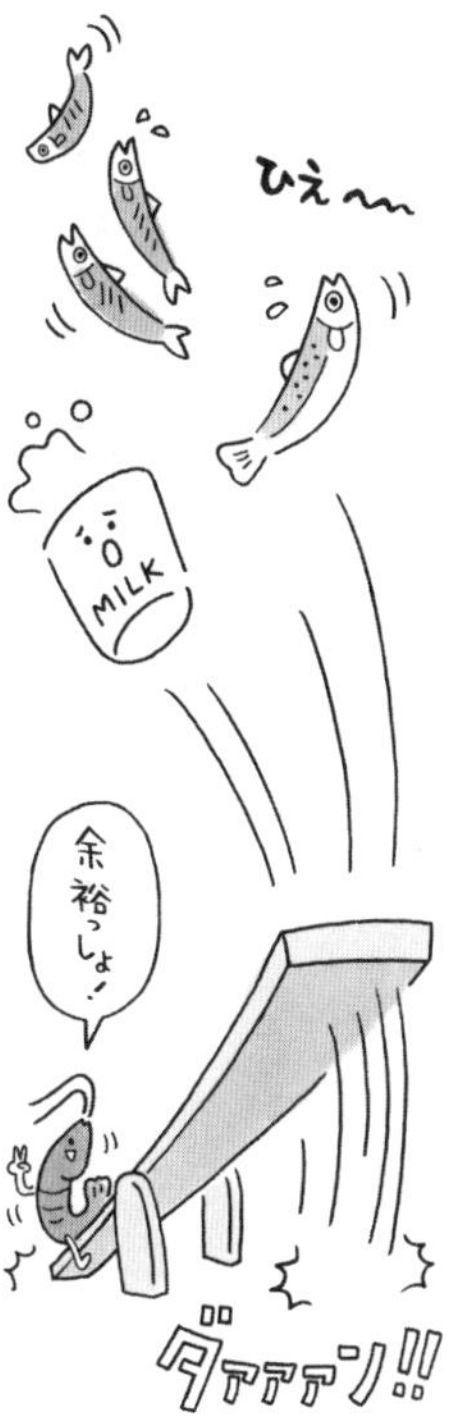

カレイ

プルプルの肌に必要なコラーゲンがエンガワにたっぷり！

肌をプルプルにする効果が期待されるコラーゲンは、鶏の皮や牛スジ、豚足などに多く含まれている。一部の魚からも摂取でき、なかでも含有量の多いのがカレイだ。カレイでコラーゲンの多い部分は、ヒレのつけ根部分にあるエンガワ。加熱すると煮汁に溶け出るので、汁ごと冷やして固める煮こごりで食べてみたい。コラーゲン特有のプリンとした食感が良く、酒の肴に最高だ。

コラーゲンは体内に入ると、いったんアミノ酸に分解されて吸収。その後、再びコラーゲンに戻るかどうかはわからない。ただし、分解されきらなかったコラーゲンのかけら（ペプチド）は、体内でコラーゲンを作る細胞の増殖に関係しているのではないか、という研究もある。エンガワがプルプル肌に化ける可能性を信じて、刺身や寿司で食べてみるのもいいだろう。

タチウオ

魚には珍しく、オリーブ油に多いオレイン酸が豊富！

白身魚としては脂肪分が格別多く、たんぱく質を超える量を含んでいるタチウオ。その油の性質は個性的で、ほかの魚とはひと味異なっている。もちろん、健康に対する効果は抜群だ。

魚に含まれている油といえば、脳の活性化に有効なＤＨＡ（ドコサヘキサエン酸）、血液をサラサラにするＥＰＡ（エイコサペンタエン酸）といった不飽和脂肪酸が知られている。こうした魚ならではの油はもちろん、魚には珍しく、オリーブ油に多い不飽和脂肪酸のオレイン酸をたっぷり含んでいるのがタチウオだ。

タチウオを食べれば、ＤＨＡやＥＰＡ効果に加えて、オレイン酸の善玉コレステロールを上げ、悪玉コレステロールのみを減らす効果も期待できる。油たっぷりながら、淡泊で上品な味わいのタチウオ。塩焼きにして、積極的に食べるようにしよう。

タラ

がん予防や肝機能アップに効くグルタチオンに注目！

「低脂肪、高たんぱく」という言葉に最もよく合う魚がタラ。さっぱりした味わいが身上だが、そのなかに注目すべき有効成分が隠されている。

タラに多く含まれており、さまざまな健康効果が期待されている物質がグルタチオン。3種のアミノ酸が連なった化合物で、強力な抗酸化作用を持ち、紫外線やストレスによって発生する活性酸素から体を守る。細胞に悪影響を与える過酸化脂質の生成を抑えたり、体内にできた過酸化脂質を解毒したりする作用もあり、がん予防効果が期待されている。

さらに、酒好きにとって頼もしいのが、肝機能を高める作用。アルコール性脂肪肝を抑えてくれるので、酒のつまみにぴったりだ。グルタチオンは水溶性なので、タラチリのあとは雑炊にして、成分をまるごと摂るのがいいだろう。

タラコ

ＤＨＡやＥＰＡの含有量は親のスケトウダラの数倍！

卵や魚卵はコレステロールの多い食べ物として、食べ過ぎは禁物とされてきた。しかし、近年は考え方が変わり、食品からコレステロールを多めにとっても、体に悪い影響は与えにくいことがわかっている。タラコをはじめとする魚卵は、もっと積極的に食べるべきなのだ。

タラコの栄養素のなかでも特筆されるのがＤＨＡやＥＰＡ。すり身の原料となる親のスケトウダラと比べると、ＤＨＡの含有量は約３・５倍でタイとほぼ同じ、ＥＰＡは７倍余りもあって戻りガツオよりも多い。

高コレステロール血症と診断されている人などは除き、タラコを多めに食べても、コレステロール値に悪影響は与えないだろう。ただし塩分含有量は多いので、その意味から、食べ過ぎには注意するようにしよう。

ハモ

小骨がたくさんある分、カルシウム含有量が群を抜く！

関東よりも関西で好まれている魚がハモ。淡泊な白身なのに、旬のものは脂肪分も適度にあり、不飽和脂肪酸のＤＨＡやＥＰＡの量はアジと変わらない。何よりもたっぷり含まれている栄養素はカルシウム。可食部１００ｇ当たりでサバの約13倍、サケの５〜６倍に相当する79㎎もあり、切り身のなかではトップクラスの含有量を誇る。

ハモのカルシウムが群を抜いて多いのは、身のなかに細くて固い小骨がたくさんあるからだ。そのままでは到底食べられないので、ミリ単位で細かく包丁を入れる「骨切り」が欠かせない。熟練の職人の手により、この下処理をされたハモは、口のなかでまったく骨を感じることなく、おいしく食べられる。

ハモの旬は夏。さっと湯引きして氷水に浸け、梅肉添えにすると最高だ。もちろん、合わせるのは辛口の冷酒で決まり。

シジミ

吸収されやすいヘム鉄が牛レバーの2倍以上！

シジミは小さな貝だが、栄養の宝庫。肝機能を高めるオルニチンは水溶性なので、みそ汁を飲めば摂取できるが、重要な有効成分はほかにもある。汁だけを味わい、身には手をつけない、といった食べ方はやめるようにしよう。

じつは、シジミは貝類のなかでも、鉄分の含有量ではトップクラス。同じ重量当たりで比較すると、鶏レバーとほぼ同じで、牛レバーの2倍以上、ホウレンソウの7倍以上も含まれている。

シジミなどの動物性食品に含まれているヘム鉄は、野菜や穀物に多い非ヘム鉄と比べて、体内での吸収力がより高い。シジミの場合、食べる量からいって、1回の食事で大量にとることはできないが、効率的に摂取できるのは確かなのだ。朝のみそ汁の具にシジミをもっと取り入れて、身もいっしょに食べるようにしよう。

羊肉

赤身肉に多いカルニチンには脂肪を燃焼させる働きが！

ジンギスカン料理などで人気の羊。脂肪の少ないヘルシーな肉だが、特有の臭みがあるというイメージから、なかなか食指の伸びない人もいるだろう。しかし、体重が気になる人にとって、じつは羊肉はイチ押しの肉といっていい。

羊肉に含まれる注目の有効成分が、脂肪を燃焼させてエネルギーに変える働きがあるカルニチン。人間の体内でも作ることができるが、残念ながら、成人に達したあたりをピークに生成能力が次第に落ちていく。太りやすい中高年になったら、食事で積極的に摂取することが望まれる成分だ。羊肉にはこのカルニチンが豚肉の約9倍、牛肉の約3倍も含まれている。

羊肉には生後1年未満の子羊肉のラムと、その期間を過ぎたマトンがあるが、カルニチン摂取には後者がおすすめ。ラムの倍以上のカルニチンが含まれている。

より体に効く食べ方

トマトはいつ、
どのように食べるのがベスト？
朝と晩のみそ汁に入れるみそを
使い分けるとしたら？
こんな一歩進んだ食べ方をご紹介。

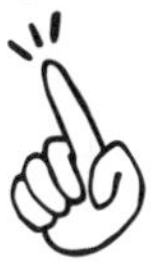

みそ

朝食のみそ汁は代謝を高める赤みそがベスト！

ひと口にみそといっても、風味の異なるいくつかの種類がある。商品としてのカテゴリーは米や麦などの材料で決まるが、一般的には「白みそ」「赤みそ」という名で、ざっくり分けられることも多い。

では、朝ごはんで食べるみそ汁は、白と赤のどちらのみそで作るのがいいのだろうか。別に好みで決めればいいのでは……と思うかもしれないが、朝から活動的に過ごしたいなら、みそ汁には田舎みそや仙台みそのような赤みそを選ぶようにしよう。

赤みそは白みそよりも、材料で大豆が多く使われていることが多い。みその有効成分のなかでも、朝のうちに摂りたいのが大豆イソフラボン。高い健康効果が期待されるポリフェノールで、基礎代謝を活発化する働きも持っている。この大豆イソフラボン効果によって、寝起きの体にスイッチが入り、速やかにエンジンがかかるはずだ。

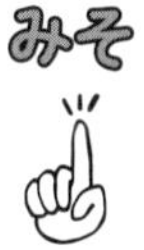

夕食にみそ汁を食べるなら、脳の興奮を抑えてくれる白みそで

朝のみそ汁には、体を目覚めさせる効果のある赤みそがぴったり。では、夕食でみそ汁を食べる場合はどうか。

夕食以降は体を活発に動かす必要はなく、１日の終わりの睡眠に向けて、心を落ち着かせたい。その意味から、体をポジティブにする赤みそではなく、西京みそに代表される白みそで作ったみそ汁を食べるのがいいだろう。

白みそは赤みそと比べて、より多くの麹《こうじ》を使って作られる。この麹に含まれている注目の有効成分がＧＡＢＡ（ギャバ）。脳に働きかけて神経の高ぶりを抑え、リラックス状態に導く作用のある神経伝達物質だ。白みそで作ったみそ汁を食べると、体内でＧＡＢＡが効果的に働き、心が鎮まって快適な入眠へと向かう。朝と夜での赤みそと白みその使い分け、試してみる価値は十分ありそうだ。

卵

卵かけごはんにして生食すると、コリンの効果で脳が活性化！

健康維持に必要な栄養を幅広く含んでおり、ほぼ「完全栄養食品」といわれる卵。調理方法もさまざまで、ゆでたり焼いたりスープにしたりと、和洋中の多彩な料理に活かすことができる。

しかし、いつも加熱料理を作っているのなら、食べ方を考え直したほうがいい。「頭が良くなる」「脳を元気にする」と近ごろ話題の有効成分、コリンは生で食べないとそのパワーを十分発揮できないからだ。

コリンは卵黄に含まれている成分。体内に入ると、記憶や学習といった脳の働きに関係する神経伝達物質、アセチルコリンの材料となる。コリンを摂取すると、学習能力が25％も向上したという研究や、認知症の予防・改善に効果があるという報告などがあり、近年、大いに注目されている。

コリンは細胞膜などに含まれているリン脂質のひとつ、レシチンの重要な材料でもある。レシチンの役割で重要なのが、脂質の代謝を促し、悪玉コレステロールを減らす作用。卵をよく食べると、生活習慣病の予防も期待できるわけだ。

卵黄のほか、大豆にもコリンは含まれている。しかし、卵黄の含有量は大豆の約3倍で、しかもより吸収されやすい。コリンの供給源としては、卵が最も重要なのだ。

ただし、コリンは加熱によって効果が薄れてしまうという弱点がある。そこで、おすすめなのが卵かけごはん。シンプルなメニューながら、最も効率良くコリンを摂取することができる。

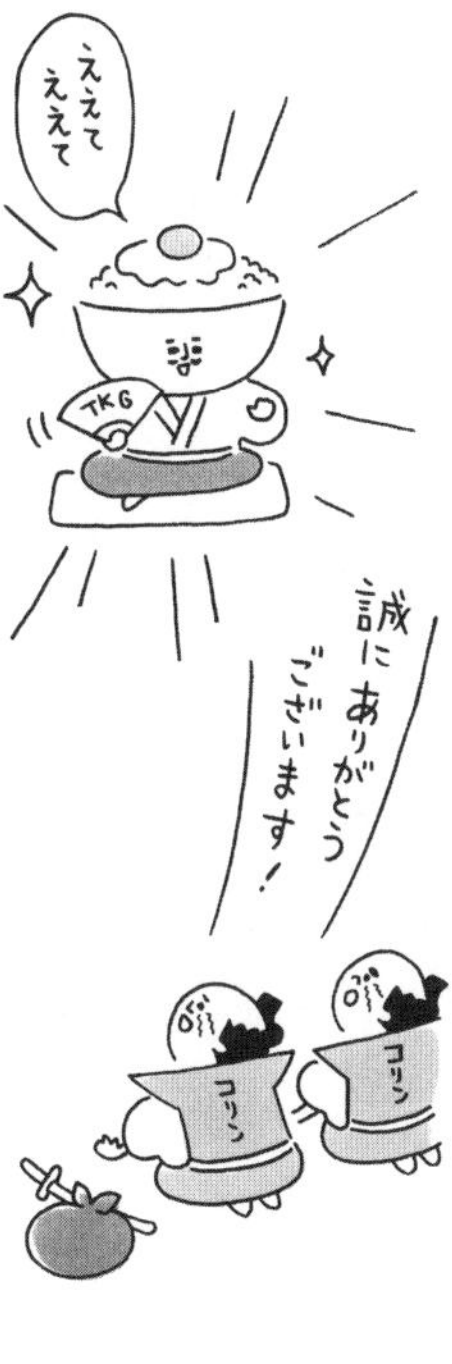
ええて ええて
TKG
誠にありがとうございます!
コリン
コリン

シジミ

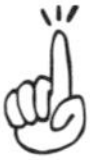

いったん冷凍するだけで、オルニチンが数倍も増える！

酒を飲んだ翌朝、ぜひ食べたいのがシジミのみそ汁。アミノ酸の一種、オルニチンが肝臓の働きを助けて、アルコールの解毒や分解作用を高めることはよく知られている。しかし、買ってきたシジミをそのまま調理するのはもったいない。ほんのひと工夫することで、オルニチンの含有量を飛躍的に増やすことができるのだから。

かけるべきひと手間は、買ってきたらいったん冷凍すること。研究によると、マイナス4℃で冷凍した場合、オルニチンの量が最も増えて8倍になった。家庭用の冷凍庫の温度は、それよりも大分低いので、シジミの入った容器を新聞紙などに包んでから冷やすといい。

オルニチンには成長ホルモンを促す作用もあり、シミやシワ予防といったアンチエイジングにも効果がある。酒を飲まない人も、冷凍庫にシジミを常備しておこう。

トマト

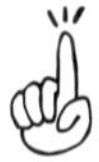

朝のうちに食べると、リコピン吸収率が最も高い！

トマトの真っ赤な色は、リコピンというカロテノイドによるもの。β‐カロテンの約2倍、ビタミンEの１００倍以上の強力な抗酸化作用があり、有害な活性酸素を抑え、生活習慣病の予防や美肌効果などが期待できる。

じつはこのリコピン、近年の研究によって、食べる時間帯で吸収率がまったく違うことが明らかになった。実験では、朝・昼・夜の各時間帯にトマトジュースを飲んでもらい、食後の血中リコピン濃度を測定。その結果、朝に飲むと濃度が群を抜いて高くなり、しかもその状態が長く続くことがわかった。

体のなかでリコピンを最大限働かせたいなら、トマトやトマトジュースは朝の食卓に出すのが最も効率的。毎朝の食習慣に取り入れて、動脈硬化やがんを予防し、美肌を保つようにしよう。

トマト

リコピンが吸収されやすいのは、サラダ油よりもオリーブ油！

トマトに含まれる有効成分、リコピンやβ-カロテンといったカロテノイドは油によく溶ける脂溶性。この性質から、トマトサラダにかけるのはノンオイルタイプではなく、油の入っているドレッシングに限る。

ただし、サラダ油を使ってドレッシングを手作りすると、ちょっと損をすることになる。リコピンの吸収率がやや低くなってしまうからだ。

じつは、リコピンの吸収率は油の種類によって変わる。実験によると、最も効率良く吸収できるのはオリーブ油。次いでサラダ油、サフラワー油の順で、いちばん吸収率が良くなかったのはシソ油という結果になった。

リコピンには「トランス体」と「シス体」という2種類があり、体内での吸収率が違うことがわかっている。生のトマトには、主にトランス体の状態で存在しているが、より吸収されやすいのはシス体のほうだ。

こうしたリコピンの性質から、健康効果を存分に得るためには、できればシス体の状態で摂取したい。オリーブ油を使うとリコピンの吸収率が良くなるのは、トランス体のリコピンに働きかけて、シス体に変える働きを持っているからだ。

イタリアや南フランスの地中海地方では、トマトとオリーブ油を合わせるのは定番中の定番の調理法。この本場のレシピは、味わい面での相性がいいだけでなく、栄養面でも根拠があったのだ。

トマトとオリーブ油をいっしょに食べると、リコピンの構造変化のほかにも大きなメリットがある。抗酸化作用のある物質は、複数を同時にとったほうが一層高い効果をあげるのだ。

純度の高いエキストラバージンオイルには、強い抗酸化作用を持つポリフェノール類が豊富。これらがリコピンやβ-カロテンとともに体内に入ると、相乗効果によって体のなかでより強い抗酸化作用が発揮される。オリーブ油との組み合わせは、いいことづくめなのだ。

トマト

ニンニク、タマネギを加えて オリーブ油で炒めるのがベスト！

トマトに含まれている有効成分、リコピン。その大きな健康効果を得るためには、吸収率の悪い「トランス体」ではなく、吸収されやすい「シス体」に変化させるひと工夫が必要だ。

オリーブ油を加えるだけでも、シス体への変化を促すことができるが、加熱するとより効果的。こうすると、リコピンはシス体に一層変化しやすくなり、吸収率がますます高まる。

さらに加熱する際、ニンニクとタマネギを加えると、リコピンの吸収率はさらにアップすることがわかっている。この調理法は、イタリア料理に欠かせないトマトソースそのもの。リコピンの抗酸化力を利用するため、イタリアンのレシピを積極的に取り入れてみてはどうだろう。

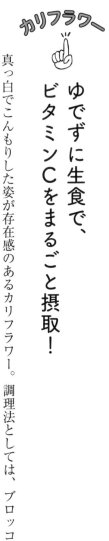

ゆでずに生食で、ビタミンCをまるごと摂取！

真っ白でこんもりした姿が存在感のあるカリフラワー。調理法としては、ブロッコリーと同じように、ゆでてサラダにすることが多いだろう。しかし、カリフラワーは加熱しなくても食べることができるので、ときにはゆでずに、生のままでサラダに加えてみよう。

カリフラワーのビタミンCは熱に割合強いのだが、ゆでれば当然、少なからず溶け出してしまう。こうした消失がまったくないのが生食で、ホウレンソウの2倍以上も多く含まれているビタミンCをまるごと摂取することができる。

生食する場合は房のままではなく、薄くスライスしてサラダに加えるほか、マリネにしてもいいだろう。コリコリした歯ごたえがおもしろく、意外にやみつきになるかもしれない。

キャベツ

トンカツよりも先に食べると、胃もたれ予防に効果あり！

揚げ物には欠かせないのがキャベツのせん切り。特にトンカツ定食には、山盛りのつけ合わせが必ず添えられる。

このせん切りを食べるのはトンカツの前か、それともあとか、あるいはいっしょにか？　このタイミングは人それぞれで違うようで、インターネット上には議論の場さえある。食べる順番など好みでいいではないか、と思われるかもしれないが、キャベツに含まれている栄養から見れば正解は明らか。キャベツのせん切りは、脂っぽいトンカツの前に食べない手はない。

近年、食事はまず野菜から食べるという「ベジファースト」が流行している。食物繊維の働きによって消化吸収が抑えられ、血糖値の上昇が緩やかになってダイエット効果がある、というのが人気の理由だ。

もちろん、キャベツにも食物繊維は含まれているので、トンカツ定食で「キャベせんファースト」にすれば同様の効果を得られそうだ。ただし、ダイエット効果を高くするには、30分程度、ゆっくり時間をかけて食事をする必要がある。ランチで急いで食べる場合、「ベジファースト」の効果はあまり期待できないかもしれない。

とはいえ、キャベツを先に食べるのは「ベジファースト」以外の点からも大きな意味がある。キャベツならではの有効成分によって、さらに大きな健康効果を得ることができるからだ。

トンカツ定食を食べるときに活躍するのが、キャベツの汁から発見されたビタミンU。「キャベジン」ともいわれる栄養素で、市販の胃腸薬にも使われている。

ビタミンUには胃の粘膜の新陳代謝を促進し、傷んだ組織を修復する働きがある。この作用により、脂っぽい料理を食べたあとの胃もたれ、胸のむかつきなどを防止するので、トンカツの前に食べれば大きな効果を発揮するわけだ。ビタミンUは加熱に弱いので、生食で摂取するのがいちばん。トンカツにキャベツのせん切りを添えるというのは、とても理にかなっていることなのだ。

ヨーグルト

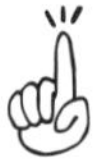

オリゴ糖といっしょに食べると、ビフィズス菌が腸内で増殖！

牛乳に乳酸菌などを加えて作る発酵食品のヨーグルト。腸内環境を整えて便秘を解消する、免疫機能を高める、血中コレステロールの増加を抑える、といった高い健康効果を期待できる。

多彩な商品が販売されており、菌が生きたまま腸まで届くことをうたっている商品も少なくない。そうしたビフィズス菌入りのプレーンタイプを選んでいる人は、ぜひオリゴ糖もいっしょに食べるようにしよう。

オリゴ糖は砂糖の4分の1の甘さの糖類で、カロリーが半分程度しかないことから、ダイエット食品として人気がある。ビフィズス菌はこのオリゴ糖が大好き。いっしょに食べると、ビフィズス菌が腸内でオリゴ糖をエサにして繁殖し、健康効果が一層高まる可能性があるのだ。

市販のオリゴ糖をヨーグルトに少しかけるほか、オリゴ糖の入ったフルーツソースをかけて食べるのもおすすめだ。甘みの調節ができないというデメリットはあるが、プレーンタイプではなく、オリゴ糖が添加されているヨーグルトを買うようにしてもいいだろう。

オリゴ糖は野菜や果物にも含まれている成分で、なかでも大豆やゴボウ、タマネギ、アスパラガス、バナナなどは含有量が多い。ヨーグルトを食べるときは、こうした野菜をいっしょにとるか、バナナにヨーグルトをかけるなどして、腸内でビフィズス菌が繁殖する手助けをしてあげよう。

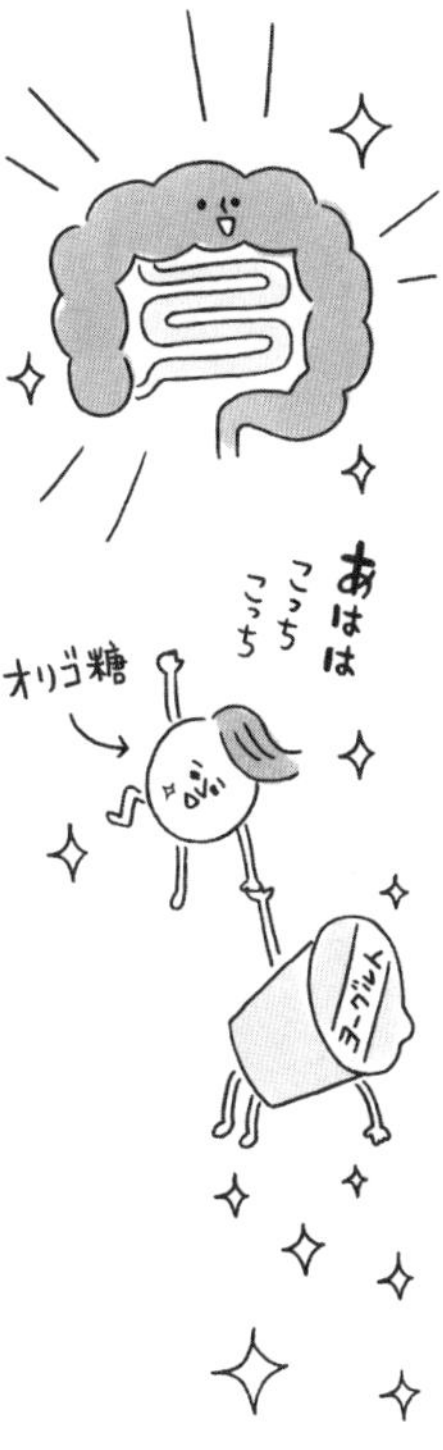

青魚

DHAとEPAは、刺身か汁物で効率良く吸収！

サバやイワシ、サンマといった庶民的な青魚には、脳を活性化させるDHA（ドコサヘキサエン酸）や、血液をサラサラにして血栓を防ぐEPA（エイコサペンタエン酸）がたっぷり含まれている。

これら不飽和脂肪酸の健康効果を得るため、青魚は意識して食卓に上げたいものだ。しかし、その料理が焼き魚や煮魚、揚げ物ばかりだとちょっと惜しい。DHAやEPAを効率良く摂取することができないからだ。

サンマを焼いたとき、皮の表面に油が浮いて、見るからにおいしそうになる。これは熱せられることによって、油が溶けて流れ出てきたためだ。

加熱による魚の油の損失は想像以上に大きく、フライや竜田揚げといった揚げ物にすると、油の半分ほどが揚げ油のなかに溶け出してしまう。焼き魚も油がジュージュー落ちることによって、2割ほども減ってしまうのだ。

DHAやEPAを最も効率良く摂取できるのは、加熱しないで魚を生のままで食べる料理。つまり、刺身がいちばんだ。できるだけ新鮮な魚を買い求めて、その日のうちに刺身で食べるようにしよう。

さまざまな油のなかでも、DHAやEPAは群を抜いて酸化しやすいという欠点がある。酸化すると性質が一転して、体に悪影響を与える過酸化脂質に変化してしまう。しかし、刺身で食べられるほど新鮮なものなら、そういった酸化の心配もない。この意味からも、刺身は魚料理でイチ押しのメニューといえる。

刺身のほかには、汁物にするのもおすすめだ。加熱調理されることによって、相当な量のDHAやEPAが汁のなかに溶け出すが、汁ごと飲めばいっしょに摂取できる。煮物にする場合も、煮汁ごと食べれば同じ効果があるが、味が濃い場合は塩分の摂り過ぎになるので注意が必要だ。

鮮度がやや落ちた魚を食べる場合、酸化を防ぐために、抗酸化作用の強い成分が含まれている緑黄色野菜などをいっしょに食べるようにしよう。

カツオ

刺身よりもたたきで、皮の下にある体に良い油を摂取！

カツオはさまざまな料理に使える魚。刺身はもちろん、たたき、角煮、なまり節などのほか、カルパッチョといった洋風のひと皿に仕立ててもうまい。

とはいえ、カツオに含まれている油の有効成分、ＤＨＡとＥＰＡをまるごと摂取したいのなら、皮をはいで調理する刺身や、加熱して作る角煮ではない。メニューはこれ一択、たたきに限る。

ＤＨＡやＥＰＡが大量に含まれているのは皮の真下。これらの重要な栄養が、皮をはぐと少し失われ、加熱すると煮汁に溶け出してしまう。皮ごと強火で炙って作るたたきなら、そういった油ごと味わえるのだ。家庭でもガスコンロがあれば、金串に刺して強火で炙って作ることができる。炙ったあとは、決して冷水に浸けないようにしよう。せっかくの油が水に溶けて失われてしまう。

より体に効く
調理の仕方

食べ物に含まれている栄養を
まるごと摂取できるか、
ほとんどを失ってしまうか。
決め手になるのは、
どのように調理するかだ。

骨つき肉

酢を加えて煮込むと、カルシウムをずっと多く摂取できる！

じっくり煮込んだ鶏手羽元は、ほろっとやわらかくなって最高の味わい。ごはんが進むおかずにも、ビールや酒によく合うつまみにもなる。

料理本やインターネットの料理サイトには、さまざまな骨つき肉の煮物のレシピが載っているが、なかでも酢を使って作るメニューをおすすめしたい。骨つき肉の煮汁に酢を加えて煮込むと、その強い酸性の作用によって、骨からカルシウムがじわじわ溶け出してくるからだ。

酢の入った煮汁で煮込むと、肉に含まれるカルシウムは調理前の約2倍に増える。煮汁にはそれ以上のカルシウムが溶け出しているので、煮つめて肉にからめて食べるようにしよう。

カルシウムだけではなく、軟骨のコラーゲンも酢によって溶け出す。コラーゲンは骨の強度を高める働きをするので、体内で働くカルシウムの効果を一層高めてくれる。もしかしたら美肌効果も……と思いながら食べると、箸が一層進むのではないか。

酢を加えて煮込みたいのは、もちろん、鶏の手羽元や手羽先だけではない。豚のスペアリブで調理しても、肉のなかにカルシムが溶け出すので、同じような効能を期待できる。また、イワシをはじめとする小魚の煮つけにも、ぜひ酢を加えてみたい。骨までやわらかくなって、まるごと1尾食べられるようになる。

男性の骨量は50歳代から少しずつ減少し、女性は閉経後に激減する。骨粗鬆症《こつそしょうしょう》にならないように、酢のパワーを料理に活用し、カルシウムを上手にとろう。

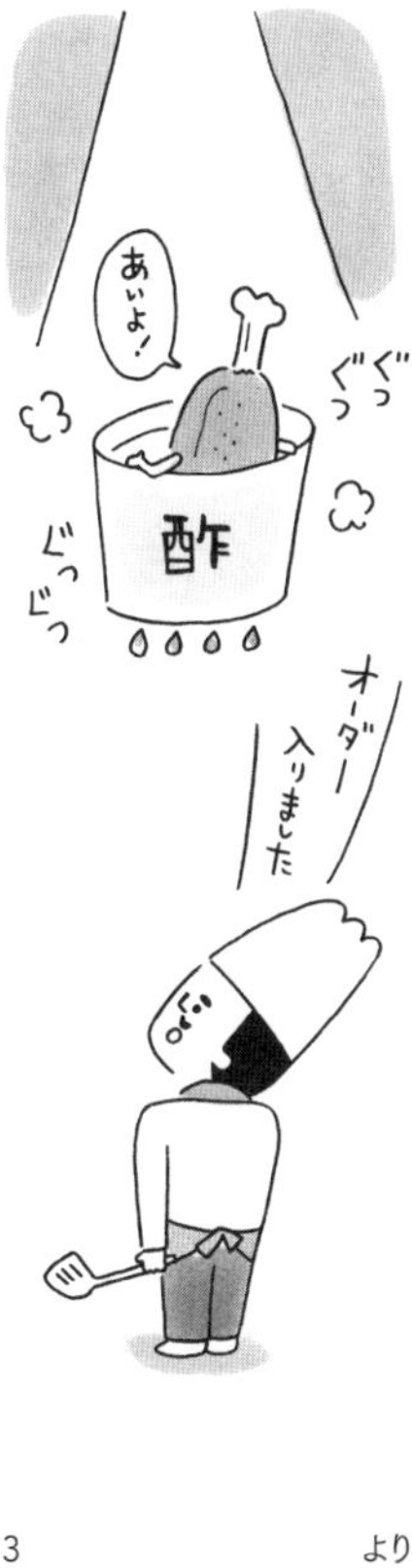

ショウガ焼き

タマネギを加えると、ビタミンB_1の吸収率が10倍に！

定食屋の定番メニューで、家庭でも夕食や弁当のおかずによく登場する豚肉のショウガ焼き。豚肉はあらゆる食品のなかでも、ビタミンB_1が格別豊富な食材で、牛肉の8～10倍も含まれている。

疲労回復に効果があり、脳を活性化する作用もあるビタミンB_1。しかし、水に溶けて流れ出る水溶性なので、しゃぶしゃぶなどに調理すれば、その半分ほどを失ってしまう。その点、フライパンで炒めるショウガ焼きはおすすめの料理だ。そして、もうひと工夫すれば、さらに効率良くビタミンB_1を摂取することができる。

ショウガ焼きに加えたいのは、タマネギや長ネギ。こういったネギの仲間に含まれている有効成分、アリシンといっしょにビタミンB_1をとると、何と吸収率が10倍もアップするのだ。豚肉といっしょに炒めて、一層の疲労回復と脳の活性化を図ろう。

トマト

常温で追熟させれば、リコピンがどんどん増えていく！

買い求めてきたトマトがまだ完熟しておらず、皮にやや青みがあった場合、どうすればいいだろう。熟すのをもう少し待とうと、冷蔵庫の野菜室に入れて保存する人が多いのではないか。

しかし、このようにしても、トマトはなかなか完熟に向かわない。それどころか、低温障害を起こして傷みはじめることさえある。トマトは暑い時期に実がなる夏野菜なので、野菜室の温度は低過ぎるのだ。

完熟前のトマトを買ったら、常温で保存するのがいちばん。ヘタを下にして新聞紙に包み、キッチンなどの日の当たらない場所に置いておこう。追熟するに従って、アンチエイジングに効くカロテノイドのリコピンも増えていく。完熟後は傷みやすくなり、逆にビタミンCが減っていくので、早めに食べるようにしよう。

タマネギ

血液サラサラ成分のアリシンは、繊維を直角に切ると増える！

血栓の予防に効果のある血液サラサラ成分が注目されているタマネギ。この有効成分をどれほど摂取できるのかは、下ごしらえの仕方次第だ。

じつはタマネギにもともと、血液サラサラ成分が含まれているわけではない。ネギの仲間特有のツンとした香りのある辛み成分、硫化アリルが空気に触れることによって化学反応を起こし、アリシンという成分に変化する。血液サラサラ成分とは、このアリシンのことだ。

硫化アリルが細胞のなかに入ったままだと、空気に触れないのでアリシンに変化することはない。アリシンを増やすには、細胞を刻んで壊す必要がある。そこで、重要になってくるのが切り方だ。

タマネギの繊維は、根の生えているほうから上の先端部に向かって、タテに続いている。このため、タテに切っても細胞は壊れにくく、そのなかに存在する硫化アリルは空気に触れにくい。

一方、ヨコの方向に包丁を入れると、細胞を簡単に断ち切ることができる。その結果、硫化アリルが細胞の外に出てくるので、アリシンに変化しやすい。血栓を予防し、動脈硬化を遠ざけるためには、タテよりもヨコに切るほうが有効というわけだ。

ヨコに切るよりも、さらにアリシンを増やす切り方がある。それは、みじん切り。細胞が一層細かく切り刻まれることから、硫化アリルはより空気に触れやすくなり、当然、アリシンもたくさん生まれる。

注意したいのは、切ったタマネギの扱い方だ。甘い新タマネギは別だが、通常のタマネギは涙が出るほど香りが強く、食べると舌に相当な辛さを感じる。そこで、水にさらすというひと手間を加える場合が多いが、こうすることによって、アリシンは水のなかに溶け出してしまうのだ。

健康効果を考えると、水にはさらさないのがいちばん。生食などで辛みを抑えたい場合は、ごく短時間だけさらすようにするのがいい。

タマネギ

アリシンをさらに増やすには、切ったあとで15分放置

タマネギの繊維を断ち切るように包丁を入れ、てきぱきとフライパンや鍋に投入して加熱調理。こうすれば、血栓予防に効果のあるアリシンをたっぷり摂れる……と思ってはいけない。スピーディに調理すればするほど、血液サラサラ成分を効率良く摂取することができなくなるのだ。

アリシンはタマネギに含まれている辛み成分、硫化アリルが空気に触れて変化して生まれるのだが、その化学反応にはやや時間がかかる。化学反応を起こす酵素は熱に弱いので、アリシンの性質が安定するまで加熱料理は控えたい。

そう長い時間は必要なく、タマネギを切ったり、すりおろしたりしてから、15分程度でOK。アリシンは揮発性なので、長く置けばいいというわけではなく、それ以上置くと逆に失われるので要注意だ。

ニンニク

血液サラサラ成分のパワーを引き出すのはすりおろし

ニンニクはちょっとつぶしてから、オリーブ油をひいたフライパンに投入し、香りづけにされることが多い。しかし、この使い方は非常にもったいない。ニンニクから得られるはずの血液サラサラ成分をほとんど摂取できないからだ。

ニンニク特有の臭みや辛みは、タマネギやニラといったネギの仲間に含まれている硫化アリルによるもの。ニンニクの硫化アリルも、タマネギなどと同じく、細胞から流れ出て空気に触れることによって、血液サラサラ成分のアリシンに変化する。

この性質から、少しだけつぶしてすぐに加熱するのは、アリシン摂取という面から見ればＮＧの調理法。血液サラサラ効果を得るためには、包丁で細かく刻む、あるいはすりおろしてから15分程度空気に触れさせ、アリシンが多く現れた状態で使うようにしよう。

ピーマン

輪切りにすれば栄養流出！繊維に沿ってタテに切るのが正解

β-カロテンやビタミンC、血液サラサラ成分のピラジンなどを豊富に含んでいるピーマン。切り方としては、タテ切りと輪切りの2通りの方法がある。見た目がかわいいのは輪切りだが、栄養を失いやすいのであまりおすすめできない。ピーマンはヘタからお尻部分に沿って、タテ方法に繊維が伸びている。輪切りにすると、この繊維を断ち切ることになるので、細胞内から栄養が流れ出てしまうのだ。栄養面を重視するなら、細胞が傷つきにくく、栄養を失いにくいタテ切りが正解だ。

ただし、繊維を切ると食感がやわらかくなるので、生食に向くのは輪切り。また、ピラジンは苦み成分なので、輪切りにして多少流失したほうが、子どもは食べやすいかもしれない。基本的にはタテ切りにして、場合によっては輪切りに切り替えるのがいいだろう。

シイタケ

冷凍すると細胞が壊れて、栄養吸収率がアップ！

シイタケを冷蔵庫に入れたまま数日……料理に使おうと取り出してみたら、妙に黒ずんで傷んでいた。こういった経験がある人に、とっておきの情報をお伝えしよう。シイタケは冷凍庫で保存できる。しかも、生のままで調理する場合と比べて、栄養吸収率がぐっとアップするのだ。

冷凍すると、細胞内部にある水分が凍って体積が増加。その結果、細胞壁が破れ、栄養やうま味成分が細胞の外へと流れ出て、体内で吸収されやすい状態になる。ただし、軸の部分を冷凍すると、食感がやや悪くなってしまう。軸は切り落として、かさの部分のみを冷凍するようにしよう。

料理に使う際には、解凍しないでそのまま使うこと。解凍すると水分が溶け出てベチャベチャになり、うま味や栄養成分も流れ出てしまう。

大根

皮ごとおろすと栄養倍増で抗炎症効果も！

サンマの塩焼きをはじめ、いろいろな料理によく合う大根おろし。作るときには、大根のどの部分をどうやって使っているだろうか。

最も辛みが少なく、甘くておいしい大根おろしになるからと、葉に近い部分の皮を厚めに切って作るという人は多そうだ。しかし、辛くないということは、強い抗酸化作用を持ち、がん予防を期待できる辛み成分、アリルイソチオシアネートがあまり含まれていない、ということでもある。

アリルイソチオシアネートは、大根の細胞が傷つけられることで生まれる成分。そのもととなる物質は、大根の皮と先端部分に多く含まれている。このため、最もがん予防に効果をあげるのは、先端部分を皮ごと使った大根おろし。ただし、こうして作ると相当に辛くなるので、食べづらい人は皮を少しだけむいてから使うといい。

カブ

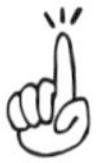

生食ならアミラーゼの作用で でんぷんの消化を促進

カブは使い勝手のいい野菜で、丸い根はクセのない淡色野菜、葉の部分はβ-カロテン豊富な緑黄色野菜として利用できる。なかでも根の部分はよく食べられ、みそ汁やスープの具などに利用される人気の食材だ。しかし、こうした調理の仕方は、せっかく含まれている有効成分をムダに捨てているといってもいい。

カブの根にはでんぷんを消化し、胃腸の働きを助けるアミラーゼが含まれている。人間の唾液に含まれており、大根にもある代表的な消化酵素のひとつだ。けれども、このアミラーゼは熱に弱いという弱点がある。このため、みそ汁などの加熱料理に使うと、そのパワーを発揮できなくなってしまうのだ。

アミラーゼの作用を期待するなら、カブはサラダや漬物にして食べるほうがいい。特に、ごはんといっしょに食べるときには、生食するのをおすすめする。

枝豆

栄養を失わず、うま味も増すのは時間をかけた蒸し焼き

ビールのつまみに最高なのが、夏に旬を迎える枝豆。さっと塩ゆでするのが一般的な調理法だが、これではどうしても栄養を損失することになる。

枝豆に含まれている重要な成分、ビタミンB群の一種である葉酸は水溶性なので、ゆでている間、湯のなかに溶け出してしまう。同じく水溶性のビタミンCや、代謝を上げる作用のあるモリブデンなども激減。ゆでるという調理法は、栄養摂取にはかなり効率が悪いのだ。

栄養をできるだけ失わないようにするには、蒸すのがいちばん。フライパンや鍋に枝豆を入れて、少量の水を加えて弱火にし、ふたをして5分程度で蒸し上がる。水溶性の栄養素が溶け出さないのに加えて、でんぷんが糖に変化しやすい温度帯の65℃前後をゆっくり通過するので甘みもアップ。まさに一石二鳥の調理法だ。

ここを食べないと大きな損！

こんなところ、食べられない。
ここは取り除いておかないと、
料理の見栄えが良くない。
でも、じつは食べておいしく、
栄養もたっぷり含まれている！

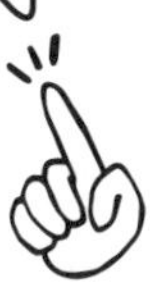

魚の皮

髪の発育に効き、味覚異常も予防。皮をはぐのはもったいない！

魚の皮を食べるかどうかは、好みが大きく分かれるところ。香ばしいので大好きという人がいれば、絶対に無理だからとアジやサバの皮をきれいにむく人もいる。体内での健康効果という点から見ると、どちらがいいのか答えは決まっている。もちろん、魚は皮ごと食べたほうがずっといい。

皮には意外なほど多くの栄養素が含まれているが、なかでも注目したいのが亜鉛。日本人に不足しているミネラルのひとつで、体内の２００種以上の酵素の働きに強く関連している。摂取量が足りないと、体の成長や髪の発育、免疫機能などにも影響し、味覚障害が現れる恐れもあるので注意が必要だ。

焼き魚や煮魚を食卓に出す回数を増やし、皮を残さず食べるようにすれば、亜鉛不足などにはならないはず。貴重な栄養素を捨てるような真似はもうやめるべきだ。

スルメ

白い粉はカビじゃない。タウリンの結晶なので捨てちゃダメ！

噛めば噛むほど、うま味をじわじわ感じるスルメ。ある調査では、咀しゃく能力の高い園児は低い園児よりも知能指数が高い、という傾向が明らかになった。噛むこと自体が脳の刺激になることから、老化防止にも効果があるのではと注目されている。

頭を良くし、若さを保つ効果も期待しつつ食べたいスルメ。ただ、口に入れる前にちょっと気になるのが、表面に白い粉がよく浮いていることだ。一見、カビのようだが、粉を払い落としたり、そのスルメを食べずに捨ててしまってはいけない。

スルメの白い粉は、健康効果の高いタウリンをはじめ、有効なアミノ酸が結晶化したもの。昆布の表面にうま味成分の白い粉が浮き上がるのと同じ現象だ。スルメは水分が20％程度しかないので、カビは生えないし、なかなか腐敗もしない。安心して食べてもかまわない。

血合い

血のかたまりではなく、鉄分やタウリンを豊富に含む特殊な筋肉

独特の臭みがあって、食感も何だか悪いので、魚の血合いは大嫌い……。こういう人は少なくない。マグロやブリの刺身を食べるとき、血合いだけをわざわざ取り除くのが習慣になっている人もいるだろう。しかし、じつは血合いは魚の身そのものよりも栄養価が高い。残してしまうなんて、もったいない話だ。

血合いには血液が多く含まれているが、単なる血のかたまりではなく、長く泳ぎ続けるために働く特殊な筋肉が集まっているところ。酸素をより必要とするため、血液に加えて、酸素を蓄える赤い色素たんぱく質のミオグロビンがたくさん含まれている。血合いが赤っぽい色をしているのはこのためだ。

こうした性質の部位なので、構成する成分の大部分は良質なたんぱく質。一方、脂肪分は少ないため、ダイエット中の人でも安心して食べることができる。血液が多い

ことから、当然、鉄分も豊富。特に貧血気味の女性には、大きな健康効果が期待できるので、残さないで食べるようにしよう。

各種ビタミン類も多い。皮膚や粘膜の健康を保つビタミンAやビタミンB_6、カルシウムの吸収に欠かせないビタミンD、赤血球を作り出す作用に関係するビタミンB_{12}などの供給源としても血合いは役に立つ。

血合いにはタウリンも豊富で、身の部分よりも多い。タウリンには血中コレステロールを下げる作用などのほか、肝機能を高める働きもある。酒を飲むときには、刺身や角煮といった、血合いごと食べられる料理をつまみにしよう。

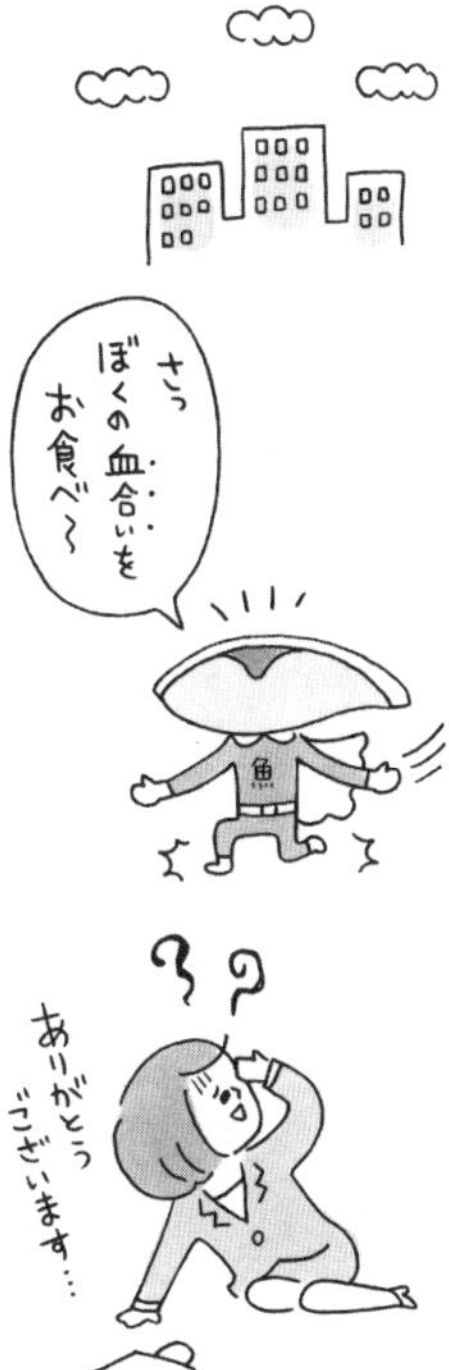
さっ
ぼくの血合いを
お食べ～
ありがとう
ございます…

マグロ

白い筋はコラーゲン。煮るとゼラチン状になっておいしい！

マグロのブロックが手ごろな値段だったので、これはお買い得と購入。刺身にしようと、まな板の上に置いてよく見ると、白くて太い筋だらけ。ああ失敗したと、ため息をつきながら、丁寧に筋を取り除く……。こんな経験はないだろうか。

確かに、マグロの白い筋は固くて食感が良くない。しかし、じつはこの部分はコラーゲンのかたまりだ。しかも、魚に含まれているフィッシュコラーゲンは、豚足や鶏手羽などにある動物性コラーゲンと比べて、約7倍も吸収効率がいい。捨てるなんてとんでもない話だ。

あえて筋の多い尾に近い部分を買い求めて、江戸時代の料理である「ねぎま鍋」にするのもいい。長ネギや豆腐といっしょに醤油味で煮る簡単料理だ。コラーゲンは加熱したらやわらかくなるので、筋はゼラチン化しておいしく食べられる。

イカ

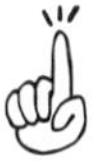

吸収率が高いイカのコラーゲン。9割は皮にあるので、はがさずに調理！

イカの料理を作るときには、皮をしっかりむくという下処理が欠かせない。こう思って実行している人は、残念ながら、イカから得られる肌をプリプリにする成分、コラーゲンの大部分を捨てていることになる。

肌の張りを作り、関節の動きを滑らかにするコラーゲンを摂取するのに、イカはおすすめの食材だ。しかも、イカのコラーゲンはフィッシュコラーゲンと同じく、動物性のものと比べて吸収力が約7倍高い。

ところが、下ごしらえとして皮をはいでしまったら、この優秀なコラーゲンをほとんど摂取することができない。イカのコラーゲンの約90％は皮のなかに含まれているからだ。プリプリした弾力性のある肌になることを期待して、イカは皮ごと調理して食べるようにしよう。

カボチャ

皮とワタはβ-カロテンやビタミンK、種はリノール酸や鉄分、亜鉛の宝庫！

カボチャは煮物にすると甘くてほくほく、ごはんのおかずに最高だ。作るときには下ごしらえとして、固くて食べにくい皮をむき、ワタと種をしっかりくり抜く人が少なくないのではないか。

こうして煮物を作れば、食べやすく仕上がることだろう。しかし、その一方で、カボチャに含まれている大切な栄養をかなり捨てることになる。大損といっていいので、これからはやめておこう。

カボチャの栄養で真っ先にあげられるのが、体内でビタミンAの働きをし、強い抗酸化作用もあるβ-カロテン。じつは、皮とワタにはこのβ-カロテンが実の部分よりも多く含まれている。わざわざ取り除いて調理するのは、がん予防効果をむざむざ手放すようなものだ。

加えて、カボチャは血液凝固に関係する「止血ビタミン」のビタミンKも豊富。さらに食物繊維もたっぷり含まれているので、皮とワタを食べないのは、せっかくの便秘解消効果も得られないことになる。

皮とワタを捨てることのデメリットは栄養面ばかりではない。ワタは甘みが最も強い部分なので、料理の味という面でも劣ってしまうのだ。

でも、皮は固いからおいしくないのでは……と思う人には、むいた皮をきんぴら風に調理することをすすめする。カボチャに限らず、野菜の皮には栄養が凝縮しているので、大根やニンジンの皮で作ってみてもいいだろう。

ワタは取り除かず、実といっしょに煮物にするのが簡単だが、ふわふわ過ぎる食感が気になるなら、ミキサーにかけてスープやポタージュにしてみよう。

カボチャは種も栄養の宝庫で、血中コレステロールを下げるリノール酸をはじめ、鉄分や亜鉛、マンガンなどが詰まっている。種はよく洗ってから、天日干しや電子レンジなどで乾燥させ、フライパンで炒ってみるといい。食べるのは、白くて固い殻のなかにある緑色の部分。甘くて香ばしく、ナッツ類のようなおいしいおやつになる。

サツマイモ

皮をむくのは、ポリフェノールを捨てるということ！

焼きイモやふかしイモを食べるとき、あるいは大学イモなどを作る際、きちんと皮をむく人は多いだろう。

しかし、サツマイモの皮の紫色は、ブドウやブルーベリー、赤ジソなどと同じく、ポリフェノールの一種のアントシアニンによるもの。この抗酸化作用の強い有効成分を、あっさり捨て去ってしまうのはいかがなものか。やはり、できるだけ皮もいっしょに食べるようにしよう。

皮を洗うときにも注意が必要だ。タワシなどを使ってゴシゴシこすると、皮がはげるだけでなく、カルシウムや鉄分、マグネシウムといったミネラルが流出してしまう。スーパーなどで並んでいるものは、出荷前に洗浄機にかけて汚れを落としている。多くの場合、調理前には手洗いだけで十分だ。決して強くこすらないようにしよう。

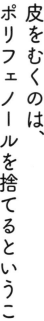

ミカン

白い筋に含まれるビタミンPの働きがスゴイ!

ミカンの房の表面には、細くて白い筋が何本も走っている。口当たりが少々悪いので、いちいち取り除かれることも多い部分だ。さて、あなたは筋を取り除く派だろうか、それとも取り除かない派だろうか。

この白い筋は「維管束《いかんそく》」といい、根から吸収した水分や、葉が合成した養分を通すためにある。いわば、栄養の通り道だが、この維管束自体にも栄養はたっぷり含まれている。なかでも注目なのが、ヘスペリジンというビタミンPの一種。血管壁を強くするほか、ビタミンCの吸収を助ける作用を持っているので、ぜひ果肉といっしょに摂取したい栄養素だ。

維管束には水溶性食物繊維のペクチンも多い。腸内環境を整えるためにも、ミカンの白い筋は取らないで、そのままパクリと食べたいものだ。

落花生

薄皮が茶色なのは、ポリフェノールが豊富な証拠

落花生は不思議な植物。花が落ちたあと、子房柄《しぼうへい》という細いツルのようなものが伸び、土のなかに潜り込んで、その先に豆ができる。こうした生態から、花が落ちて生まれる――「落花生」という名がついた。

落花生の実を殻から出し、炒ったものを一般的にはピーナッツと呼ぶ。一方、殻つきのものは落花生という名で売られていることが多い。状態によって呼び名が変わるが、じつは同じ豆だ。

豆の仲間はいずれも栄養豊富だが、この落花生も同じ。リノール酸などの不飽和脂肪酸が多く、血中コレステロール値を下げる効果がある。細胞を活性化させ、アンチエイジングに効くと注目のコエンザイムQ10も含んでおり、とても健康効果の高い食べものだ。

しかし、落花生は食べ方によって、得られる栄養効果に大きな違いが出る。問題は、茶色い薄皮をむくか、むかないか。薄皮をむかないで食べた場合、100g当たり420㎎のポリフェノールを摂取することができる。

これに対して、薄皮をむいて食べると、得られるポリフェノールはゼロ……。落花生のポリフェノールは、薄皮にしか含まれていないのだ。強い抗酸化作用を体内で働かせるには、落花生は薄皮ごと食べるしかない、ということになる。

ただし、炒った落花生を薄皮ごと食べるのは、ちょっと抵抗のある人がいるかもしれない。そういった場合、薄皮をむかないでミキサーかフードプロセッサーにかけて粉砕し、砂糖や塩を混ぜて味つけして、自家製ピーナッツバターを作るといい。パンにつけるのはもちろん、蒸し鶏などのタレの材料にもなる。

また、食品売場で生の落花生を見つけたら、ぜひ買い求めて自分でゆでてみよう。ゆであがった落花生の薄皮は、市販の炒ったピーナッツのパリパリした食感とはまったく違う。水分を含んでしっとりやわらかく、薄皮があるかどうかさえあまりわからない。ポリフェノールをまるごと得られるこの食べ方、ぜひ試してみよう。

ピーマン

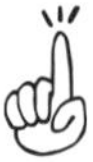

種とワタに多い香り成分、ピラジンの健康効果は抜群！

ピーマンを調理するとき、多くの人がまず行うのが、種とワタを取り除くこと。どちらも食べられない部分なので、そうするのは当たり前だと思っているのだろうが、大きな間違いだ。種もワタも食べることができる。しかも、実の部分には含まれていない、すごい栄養を秘めているのだ。

ピーマンの種とワタに多く含まれているのは、独特の香り成分でもあるピラジン。血液をサラサラにして心筋梗塞や脳梗塞を防ぐ効果、血行を促すことによる薄毛予防などが期待されている。

ピラジンの香りはクセが強いので、種とワタをサラダで生食するのは避けたほうがいいかもしれない。ニンニクやショウガ、香辛料などを効かせた炒め料理などに仕立てると食べやすいだろう。

セロリ

捨てがちな葉に含まれているピラジンで血液サラサラに！

セロリは葉がついた状態で売られているが、1本まるごと、余すことなく使われるケースは少ないのではないか。茎だけがサラダやスープの具として利用され、葉は使われないまま、黄色くしなびて捨てられる……こうした場合が大半だろう。

しかし、じつは葉の部分には、茎よりもずっと多くの栄養が含まれている。使わずに捨てるなんて選択肢はない。

葉に含まれている有効成分のひとつはβ-カロテンで、茎の部分の2倍もある。さらに、ピーマンなどに多い血液サラサラ成分、ピラジンが含まれているのも葉。ビタミンCやビタミンB群、便秘解消効果のある食物繊維などの含有量も、茎の部分より多い。しなびてしまう前に、スープの具や天ぷら、肉といっしょに炒め物などにして、豊富な栄養をたっぷり摂取しよう。

ゴーヤー

苦いのはワタではなく果肉。ビタミンC豊富なワタは取り除かない！

夏に旬を迎える緑黄色野菜として、すっかりおなじみになったゴーヤー。独特の苦みは20種類以上のアミノ酸からなり、ゴーヤーからはじめて発見されたモモルデシンという成分によるものだ。

ゴーヤーの苦み成分は、ふわふわした白いワタの部分に含まれているからと、スプーンなどを使って、種ごときれいに取り除く人が多いだろう。しかし、この下準備は二重の意味で間違っている。

ひとつは、ゴーヤーの苦みはワタに含まれているのではないことだ。モモルデシンがあるのは、ワタではなく緑色の果皮の部分。このため、ワタをいくら取り除いても、苦みを抑えることはできない。

もうひとつの間違いは、ワタも栄養豊富な部分であることで、特にビタミンCは果肉の約1・7倍も多い。ビタミンCは紫外線から肌を守り、メラニンの生成を抑える効果もある。ゴーヤーは肌をガードしてくれる頼もしい夏野菜なので、ぜひワタごと食べるようにしよう。また、種には肝臓の脂肪燃焼に効果がある共役《きょうやく》リノレン酸が含まれている。ワタごと輪切りにして、天ぷらなどにするといい。

ゴーヤーの苦みには胃液の分泌を促し、食欲を増進する効果がある。とはいえ、もうちょっと苦みを抑えたい人もいるだろう。こうした場合、水にさらしたり、熱湯でさっとゆでたりすると、モモルデシンは水溶性なので苦みは軽くなる。ただし、ビタミンCもいっしょに流出してしまうので、ごく短時間の処理にとどめよう。

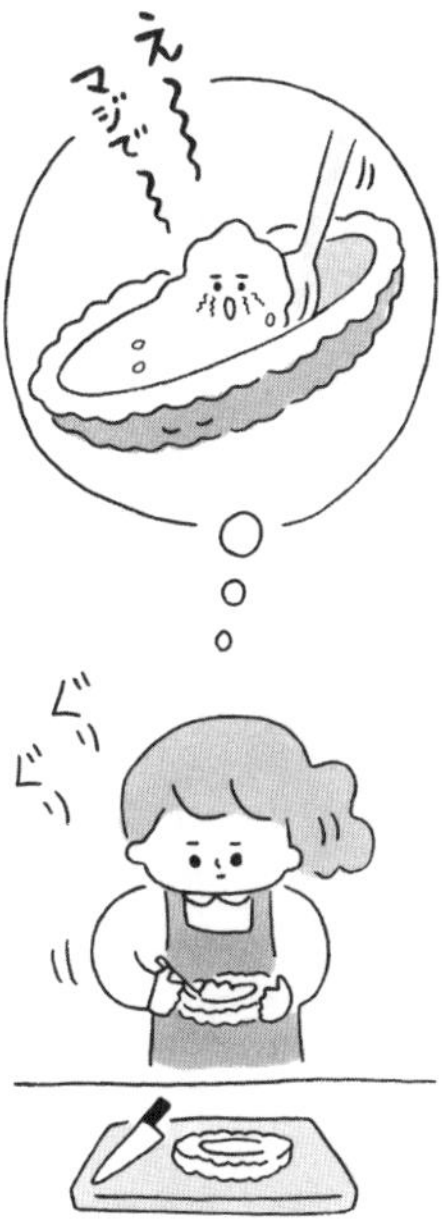

スイカ

白い皮の部分は、血管拡張や男性機能回復に効果あり!?

夏を代表する果物といえば、甘い水分でのどの渇きを潤してくれるスイカ。赤玉にはトマトの有効成分として知られるリコピン、黄玉には緑黄色野菜に多いβ-カロテンがたっぷり含まれている。いずれも抗酸化作用の強いカロテノイドで、アンチエイジングや動脈硬化を予防する効果が大きい。

スイカを食べるときは誰でも、こうした色鮮やかな果肉部分しか食べないだろう。重要な栄養素は、赤色や黄色い果肉を食べることによって得られる。白くて甘みのない部分には含まれていないから、食べ残しても問題はなさそうだが……。

じつは近年、スイカの白い部分に含まれている栄養素であるシトルリンが注目されている。アミノ酸の一種で、ウリ科のメロンやトウガン、ゴーヤーなどにも含まれているが、なかでもスイカの含有量が飛び抜けて多い。

シトルリンの働きで重要なのは、NO（一酸化窒素）の生成を高めることだ。NOは血管を広げ、血流を良くすることから、高血圧や冷え性、むくみといった、血液循環の悪さが原因となる症状を改善してくれる。

また、皮膚の角質層に含まれる保湿因子の成分でもあることから、女性にうれしい美肌効果も期待されている。

さらに最近、クローズアップされているのが、男性機能の回復に対するシトルリンの効果。というのも、EDと呼ばれる男性機能障害は、男性ホルモンのテストステロンやNOが不足することが原因で起こるからだ。

シトルリンの作用によってNOの生成が増えれば、EDが改善に向かうのではないか――こうした仮説のもと、現在、研究が進められている。すでに実験では、ラットに濃度2％のシトルリンを投与したところ、男性機能回復の兆しが見えたという。

さまざまな健康効果を持っているシトルリン。食べ残したスイカの白い部分は捨てずに、ぬか漬けなどの漬物にしてみよう。薄く切ってサラダに加えたり、炒め物に使ったりしても、意外においしく味わうことができる。

ホウレンソウ

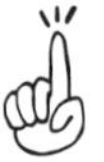

根元の赤い部分には骨を強くするマンガンがたっぷり！

とても栄養価の高い緑黄色野菜、ホウレンソウ。抗酸化作用のあるβ-カロテンをはじめ、ビタミン類やミネラル、食物繊維などが豊富に含まれている。

ホウレンソウを調理する際、やってしまいがちな失敗が、葉と茎はまるごと使う一方、赤色をしている根と根元は切り落とすことだ。食べられない部分だと思うのだろうが、栄養がたっぷり詰まっているので、決して捨てないようにしよう。

ホウレンソウは貧血予防に有効な野菜として知られている。その効果を発揮する鉄分は、じつは根と根元部分に多く含まれているのだ。加えて、骨や皮膚を強くするのに欠かせないマンガンも豊富で、赤い色のもとであるポリフェノールも摂取できる。

しかも、根と根元は甘みの強い部分でもあるので、栄養面だけではなく料理の味という点でも、ホウレンソウの根と根元は食べない手はない。

リンゴ

アントシアニン豊富な皮は、むかないで食べるのがいちばん！

「1日1個のリンゴは医者を遠ざける」というヨーロッパのことわざがある。確かにリンゴは栄養豊富な果物。ナトリウムの排出に役立つカリウムが豊富で、腸内環境を整える水溶性食物繊維のペクチンや、強い抗酸化作用を持つリンゴポリフェノールなど、多彩な栄養が含まれている。

しかし、皮をむいて食べているのなら残念だ。抗酸化作用の強いポリフェノールの一種、アントシアニンは赤い皮に含まれているので、皮ごと食べないと、目の疲れや活性酸素を抑える作用を得られない。便通を良くする不溶性食物繊維や、体の調子を整えるビタミンCなども、皮と皮のすぐ近くに多い栄養素だ。

リンゴは皮ごと食べるのがいちばん。皮が苦手な場合、皮ごと使って手作りジャムにしたり、皮ごとすりおろしたりして食べてはどうだろう。

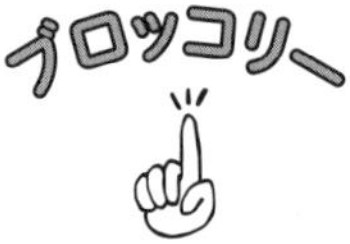

ビタミンCが多く含まれているのは「房」よりも「茎」

同じ分量で比較すると、キャベツの約3倍、トマトの8倍ものビタミンCが含まれているブロッコリー。β-カロテンやカリウム、鉄、ビタミンKなども豊富で、栄養価が極めて高い緑黄色野菜だ。

調理が簡単なのもうれしい特徴。房の部分を切ってゆでるだけで、サラダの主役や肉料理のつけ合わせになる。そして、残った茎は使えないのでゴミ箱にポン……と投げ入れてはいけない。茎には房に負けないほどの栄養が詰まっているのだ。

ブロッコリーの茎には房と同じく、ビタミンCやβ-カロテン、食物繊維などがたっぷり含まれている。この栄養の宝庫を捨てる手はない。ただ、表面は固いので、スライサーなどでやや厚めに皮をむくといいだろう。ぬか漬けに、炒め物に、スープの具にとさまざまな料理に使ってみよう。

キャベツ

固い「芯」には「葉」の2倍のカルシウムが！

家庭料理でも定食メニューでも、最もよく使われる野菜のひとつがキャベツ。これほど身近な存在にもかかわらず、ほとんど知られていないようだ。よく捨てられている芯の部分は、葉よりもずっと栄養価が高いということを――。

キャベツの新しい葉は、芯の先から生まれ出る。芯はそのための栄養を貯蔵しておくところだ。栄養豊富なのも当然で、特にカルシウムやカリウム、マグネシウム、リンといったミネラルは葉の2倍ほども含まれている。

芯は固いので、薄くそぎ切りにして、炒め物や汁の具などにするのがおすすめだ。ただし、加熱し過ぎると臭みが出てしまうので、くたくたになるほど炒めたり煮たりしないほうがいいだろう。一見、味などなさそうに思えるが、意外に甘みが強い部分なので、おいしく食べることができる。

ニラ

切り落とされがちな「根元」には「葉」の4倍の硫化アリルが

レバニラや餃子の具を作るとき、ニラをどのように扱っているだろう。使うのは濃い緑色の部分だけで、根元の白っぽいところはざっくり切り落とし、料理に使わずに捨てている人が少なくないのではないか。根元部分は太くて食感が良くないし、色が薄いからたいした栄養はない。こう思っているのなら大間違い。ニラは葉先から根元まで、すべてを使うのが正解だ。

ニラの根元部分に多いのは、血液サラサラ成分であるアリシンに変化する辛み成分の硫化アリル。この重要な有効成分が、葉の部分よりも4倍も多く含まれている。動脈硬化予防に有効なので、捨てるなんてとんでもない話だ。

硫化アリルは空気に触れることによって、アリシンに変わる。根元部分を調理する際は、できるだけ空気に触れるように細かく刻み、健康効果を高めよう。

ニンジン

β-カロテン豊富な皮はむかないで食べよう

ニンジンは下ごしらえとして、皮をむくのが当たり前と思ってはいないだろうか。しかし、食品売場に並んでいるニンジンには、すでに皮はほとんど残っていない。ニンジンの皮は薄いので、出荷前に洗浄される際、ほとんどはがれてしまう。皮をむくという作業は必要ないどころか、余計な下ごしらえをすることによって、大事な栄養素を失ってしまうのだ。

多くの野菜は、皮や皮のすぐ近くに重要な栄養素が含まれている。ニンジンの場合、皮の近くにはβ-カロテンが多く、その量は中心部の約2・5倍。この部分をむくと、せっかく得られる抗酸化作用をかなり失ってしまうことになる。

ニンジンは簡単に水洗いしてから切ればＯＫ。外側のやや固い部分がどうしても気になるなら、ほんの薄くむく程度にしよう。

モヤシ

ひげ根は邪魔ものじゃない。取り除けば、カルシウムを大きく失う!

モヤシを使った料理のレシピには、「ひげ根はちゃんと取り除きましょう」といった手順がよくある。ひげ根はもじゃもじゃしていて食感が悪いので、取り除くことにより、料理の出来栄えがアップするというわけだ。

とはいえ、そんなに違いはないだろうと考えて、この面倒な手順を飛ばして調理する人も少なくない。そんなあなたのやり方は正解だ。モヤシのひげ根を取り除けば、栄養面で大きな損をしてしまう。

ひげ根に含まれている重要な成分のひとつがカルシウムで、そのままで調理すると、骨を強くする効果をより期待できる。カルシウムのほかにも、ひげ根はビタミンCや食物繊維が豊富。少々のもじゃもじゃなんか気にせず、そのまま食べたほうが断然メリットが大きい。

食べるなら、
こっちが正解

豆腐は絹ごし、木綿、厚揚げ？
ヨーグルトは食前、食後？
サンマは絶対に生？　冷凍でOK？
栄養面から考えると、
さて、どちらが正解なのだろう。

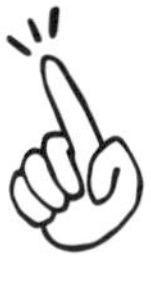

納豆

夕食で食べると眠っている間、ナットウキナーゼが血栓を溶かし続ける

ごはんにみそ汁、納豆といえば、朝ごはんの定番3点セット。ほぼ毎日のように食べているという人もいるのではないか。しかし、特有の酵素であるナットウキナーゼを最も効果的に働かせたいなら、食べる時間帯は朝ではない。

ナットウキナーゼには血栓を溶かし、血液をサラサラにして、心筋梗塞や脳梗塞を予防する働きがある。食べてから約1時間後に効きはじめ、8〜10時間程度、血栓を溶かし続けてくれる。こうしたナットウキナーゼの性質から、納豆を食べるべきなのは夕食だ。血流がとどこおりがちになる睡眠中、血栓をずっと溶かし続けてくれる。

ただし、過去に心筋梗塞などを発症し、抗凝固剤を服用している人は納豆を食べてはいけない。納豆菌により腸内で合成されるビタミンKの作用によって、薬の効き目が弱くなってしまう。

トマト

ミニトマトには大玉トマト以上のリコピンやビタミンが！

小さなミニトマトから、ボリューム感ある大玉まで、トマトの大きさはさまざまだ。とはいえ、同じトマトなので、栄養価についてはどれもそれほど変わらない。こう思っているのなら、大間違いだ。

意外かもしれないが、じつは普通のトマトよりも、ミニトマトのほうがずっと栄養価が高い。１００g当たりのビタミンC含有量は2倍以上もあり、ビタミンB群もより多く含まれている。強い抗酸化作用のあるリコピンの量も、普通のトマトの3倍近くあり、カリウムや食物繊維の量でも上回っている。

栄養価だけではなく、味わいの点でもミニトマトは優秀だ。一般的なトマトの糖度は4度から5度程度だが、何とミニトマトは8度から10度ほどもある。いいところばかりのミニトマト、もっと頻繁にたくさん食べるようにしよう。

トマト

効率良くリコピンを吸収できるのは、生食よりも市販のトマトジュース

トマトが赤いのは、強力な抗酸化作用を持つカロテノイドのリコピンがたっぷり含まれているからだ。このリコピンを効率良く摂取するには、どのように食べるのがいいのか。

最も一般的なトマトの食べ方といえば、サラダで生食だろう。しかし、リコピンは丈夫な細胞壁の内側にある。歯で噛むだけでは細胞壁は壊れにくいので、生食をした場合のリコピン吸収率はそれほど高くない。

リコピンを効率良く吸収するためには、リコピンを守る細胞壁を壊す必要がある。効果的な方法のひとつは、熱を加えることだ。ことこと煮込んだスープやシチューの野菜は、とてもやわらかくなる。トマトを加熱してもこうした状態になるので、リコピンの吸収率はぐっと高まる。

もうひとつ、物理的な力を加えて細胞壁を壊してしまうのも、リコピンの吸収率を高めるための有効な手段だ。具体的にはミキサーにかけて粉砕したり、すりつぶしたりする方法がある。

こうしたリコピンの性質から、手軽な摂取方法として、市販のトマトジュースをおすすめしたい。じつは製造工程で細かく刻まれ、さらに加熱もされているので、リコピン吸収率は生食の約3・8倍も高いのだ。

リコピンは脂溶性なので、ジュースにオリーブ油をたらして飲むと、吸収率は一層アップする。電子レンジで加熱してホットジュースにしてもいいだろう。

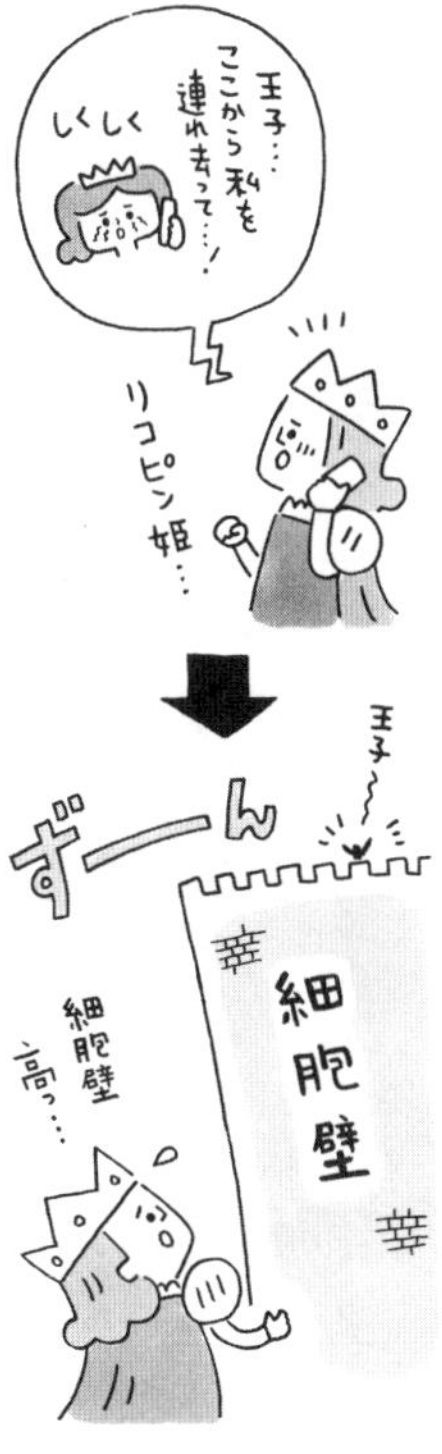
しくしく
王子…ここから私を連れ去って…！
リコピン姫…
ずーん
王子〜
細胞壁
細胞壁高っ…

豆腐

子どもや女性が食べたいのは、たんぱく質やカルシウム豊富な厚揚げ！

「畑の肉」といわれる大豆。良質の植物性たんぱく質をはじめ、ビタミンB群やミネラル類が豊富で、健康のために毎日食べたい食品だ。この大豆の成分を凝縮させたのが豆腐で、大きく分けて絹ごし豆腐と木綿豆腐がある。

木綿豆腐は、豆乳ににがりなどの凝固剤を加えて、ある程度固めてからいったん崩し、穴のあいた箱型に入れて、重しをして水分を抜きながら固めたもの。木綿を敷いて作るため、できた豆腐には布地の模様がついている。

これに対して、絹ごし豆腐は、豆乳を穴のあいていない箱型に流し入れて、重しもしないで固めて作る。製造工程で絹を使うわけではないが、木綿豆腐よりも口当たりが滑らかであることから、絹ごし豆腐という名がついた。

木綿豆腐と絹ごし豆腐は、水分量の違いなどから、含まれている栄養分が若干異なっている。成長期の子どもに食べさせたいのは木綿豆腐。発育に必要なたんぱく質とカルシウムが絹ごし豆腐よりも多いからだ。

一方、絹ごし豆腐は水分を抜いていない分、水溶性のビタミンB_1をやや多く含んでいるが、その違いはわずかといっていい。

じつは同じ豆腐の仲間で、木綿豆腐や絹ごし豆腐よりも、ずっと栄養価の高いものがある。それは、木綿豆腐の水分をさらに抜いて、油で揚げた厚揚げ。たんぱく質は絹ごし豆腐の2倍強、カルシウムは同じく3倍強も含まれている。ほかに鉄分なども多く、大豆の高い栄養価が一層凝縮されているのだ。成長期の子どもはもちろん、骨粗鬆症《こつそしょうしょう》や貧血の不安がある女性にもぴったりの食品といえる。

とはいえ、厚揚げはカロリーが気になるかもしれない。確かに厚揚げのカロリーは100g当たり150㎉で、木綿豆腐の80㎉、絹ごし豆腐の62㎉より多い。しかし、このデメリットを補う大きなメリットが厚揚げにはある。

味が染み込みやすいので、煮物や炒め物にも向いている厚揚げ。もっと食卓に上げるべき豆腐の仲間の筆頭だ。

キャベツ

アントシアニンを豊富に含む紫キャベツをもっと利用しよう

生食にも加熱料理にも向く一般的な冬キャベツ、やわらかくてサラダに最適なグリーンボール、鮮やかな紫色をしているオシャレな紫キャベツ。ひと口にキャベツといっても、いくつかの種類がある。

それぞれが高い栄養価を誇るなか、特筆されるのが紫キャベツ。紫色をしているポリフェノールの一種、アントシアニンがたっぷり含まれている。アントシアニンは動脈硬化や眼精疲労を予防する効果があり、アンチエイジングのためにもたくさん摂取したい有効成分だ。紫キャベツはビタミンＣも豊富で、一般的なキャベツやグリーンボールの１・５倍ほど含まれている。

食卓に彩りも出るので、紫キャベツをぜひ利用してみよう。ただ、アントシアニンは水溶性なので、ゆでたい場合は、蒸すか電子レンジを使うほうがいいだろう。

タマネギ

鮮やかな紫色のタマネギには、がん細胞を殺すポリフェノールが！

タマネギには黄色い皮のもののほか、紫タマネギもある。甘みが強くて生食にぴったりだが、サラダの彩り程度にしか使っていないのなら、じつにもったいない。紫タマネギが持っている抗酸化作用は、黄色いタマネギよりも強力なのだ。

タマネギにはポリフェノールの一種、ケルセチンが含まれている。血中コレステロール抑制効果や抗アレルギー作用があり、近年はがん細胞を殺す働きが解明されつつあって注目の的。この重要な有効成分が、特に紫タマネギに多いのだ。

さらに紫タマネギは、強い抗酸化作用があるポリフェノールのアントシアニンも豊富。アントシアニンにはケルセチンを活性化する働きもあり、その相乗効果で一層強い健康効果が期待できる。これほど優れた野菜なのだから、サラダだけではなく、幅広いメニューに活かすようにしよう。

ピーマン

ビタミンCやβ-カロテンは赤ピーマンが緑ピーマンの倍以上！

独特の苦みと臭みがあることから、ピーマンは好き嫌いの分かれる野菜。特に子どもにはあまり好かれていないようだ。しかし、嫌いな子どもに無理やり、クセのある緑色のピーマンを食べさせる必要はない。苦みや臭みがなくて食べやすく、しかも緑ピーマンよりも栄養価の高い赤ピーマンを食卓に出すようにしよう。

スーパーの食品売場には、緑ピーマンが数多く並んでおり、赤ピーマンは少数派としてちょっとだけ加わっている。見た目の色はまるで違うが、このふたつはどちらも同じピーマンだ。

緑ピーマンはまだ実が熟していない状態のもの。収穫しないで、そのまま畑においておけば、次第に緑色から赤色に変わっていき、完全に熟したら真っ赤になる。緑色から真っ赤になるまでひと月以上かかるので、まだ未熟果のうちに出荷したほうが効率がいいこともあり、緑ピーマンがはるかに多く流通している。

緑ピーマンと赤ピーマンを比べると、栄養価が随分違う。ピーマンはもともと、ビタミンCが多い野菜として知られており、緑ピーマンには100g当たり76㎎が含まれている。これだけでも野菜のなかでトップクラスなのに、赤ピーマンはさらに100㎎近くも多い。ビタミンCの1日の摂取推奨量は100㎎なので、赤ピーマンをたった1個食べるだけで、十分満たせることになる。

β-カロテンやビタミンEなどについても、赤ピーマンには緑ピーマンよりも多く含まれている。加えて、赤ピーマンの真っ赤な色素は、カロテノイドの一種であるカプサイシン。β-カロテンよりも強い抗酸化作用があり、生活習慣予防やアンチエイジング効果が大いに期待できる。

ただし、赤ピーマンには緑ピーマンに劣っている点がある。香り成分の硫化アリルが失われているので、血液サラサラ効果を得られないことだ。とはいえ、トータルで考えたら、非常に栄養価が高い。赤ピーマンを野菜売場で見つけたら、すぐにカゴに入れるようにしよう。

レタス

玉レタスは淡色野菜で、結球しないリーフレタスは緑黄色野菜

レタスはサラダによく使われる野菜の定番。いくつかの種類があり、一般的なのは丸い玉レタスだが、サラダ菜やサニーレタスのようなほとんど結球しないレタスの仲間も人気が高い。こうした2タイプのレタスは、栄養価がまったく違うことを知っているだろうか。

じつは玉レタスは淡色野菜で、リーフレタスは緑黄色野菜のグループ。玉レタスの場合、１００ｇあたりのβ-カロテンは２４０㎍だが、サラダ菜やサニーレタスはひと桁多い２０００～２２００㎍もの量を含んでいる。

結球しないタイプのレタスは、カルシウムやカリウムなどのミネラルも豊富で、抗酸化作用の強いポリフェノールに関しても含有量が多い。玉レタスのシャキシャキッとした食感は捨てがたいが、結球しないタイプのほうが高栄養価なのは確かだ。

ホウレンソウ

β-カロテンをより多く摂取するには、おひたしよりもゴマ和え

ホウレンソウの料理のなかでも、最もポピュラーなものがおひたし。加熱によって量が減り、たっぷり食べられるので、ビタミンCやカルシウム、マグネシウム、鉄、マンガンなどを多く摂ることができる。しかし、残念ながら、ホウレンソウに含まれている重要な栄養素、β-カロテンはあまり吸収できない。

β-カロテンは脂溶性なので、油を使った料理のほうが効率良く吸収できる。ホウレンソウの料理なら、おひたしよりもゴマ和えがおすすめだ。ゴマに含まれる油にβ-カロテンが溶けて、スムーズに吸収される。ただし、ゴマは殻が固く、すりつぶしたものを使わないと、栄養成分が利用されにくいので注意しよう。

ゴマの代わりに、油脂が豊富なナッツ類を混ぜても、ゴマと同じような働きが得られる。ピーナッツなどを加えて、ひと味違う和え物にしてみよう。

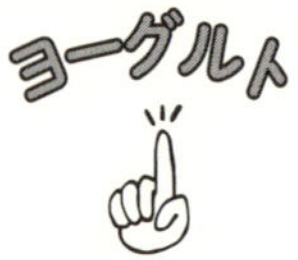

生きた乳酸菌を腸に届けるには
胃酸が薄まる食後に食べる

体にいい食品というイメージが強いヨーグルト。毎日、続けて食べることによって、期待される整腸効果が高まっていく。

しかし、炭水化物よりも野菜を先に食べる「ベジファースト」のように、ヨーグルトを真っ先に食べるのはおすすめできない。乳酸菌やビフィズス菌は、食事のあとで口にするのがいちばんだ。

食事をとると、胃は強い酸性の胃酸を分泌し、食べたものを消化しようとする。乳酸菌やビフィズス菌は酸性に弱いので、胃酸にやられて死滅しやすくなってしまうのだ。特に朝の起きぬけなど、胃が空っぽのときにヨーグルトを食べると、胃のなかの酸性度が急激に上昇しやすい。

乳酸菌やビフィズス菌が死んだ場合、まったく何も効果が得られなくなる、というわけではない。死んだ菌は腸内にいる善玉菌のエサになる。その結果、善玉菌が増えて悪玉菌が減るので、腸内環境を整えることができるからだ。

とはいえ、乳酸菌やビフィズス菌が生きたまま腸まで届けば、3日程度はそのまま腸内にとどまり、より効果的に働くことができる。そのためには、胃酸で受けるダメージをできるだけ小さくしたい。

そこで、ヨーグルトは食後に食べるのがベスト。食前とは違って、胃のなかに食べ物がたくさん入っているので、胃酸が薄まって酸性度はそれほど高まらない。腸内でいっぱい働いてもらうため、ヨーグルトはデザート的な食べ方をしよう。

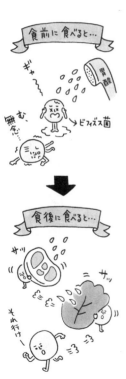

アユ

香りは文句なしで天然ものだが、DHAやEPAは養殖ものが圧勝

天然ものはスイカやキュウリのような香りがすることから、「香魚《こうぎょ》」とも呼ばれるアユ。骨ごと輪切りにした背ごしで生食すると、その香りをそのまま楽しめる。もちろん、塩焼きにしても香ばしく、噛むとほのかに甘さを感じるのもたまらない。身の締まりは天然アユならではで、でっぷり太った養殖ものとはまるで違う味わいだ。

アユは天然ものに限る、というのは釣り人や食通の常識。しかし、栄養面から見ると、天然アユと養殖アユの関係が逆転してしまう。

最も異なるのは油の量。脳を活性化するＤＨＡ（ドコサヘキサエン酸）は養殖アユのほうが約7・5倍、血液をサラサラにするＥＰＡ（エイコサペンタエン酸）も養殖アユが天然アユの約2倍も多いのだ。香りや風味では劣るものの、こと栄養面では何と養殖アユの圧勝といっていい。それでも天然アユに限る、という食通は多そうだが。

サンマ

油の落ちた晩秋の生サンマよりも、旬の冷凍もののほうが栄養も味も上！

秋を代表する庶民的な料理が、サンマの塩焼き。北海道沖で獲れる旬のサンマは、焼くうちに油がポタポタ落ちて、ジュワッ、ジュワッと音がする。一方、晩秋に南下してきたものは、すっかり油が落ちているが、それでもやっぱり生のサンマがいちばんうまい……こう思っている人は、冷凍サンマの栄養価がわかっていない。

食品売場には鮮魚のサンマのほか、解凍された冷凍サンマもよく並ぶ。冷凍サンマは値段も安く、明らかに〝格落ち〟の扱いだが、バカにしてはいけない。旬の時期、大量に獲れたものを冷凍し、需要に合わせて解凍して販売することが多いからだ。

もとは旬のサンマなので、油の落ちた時期のサンマよりも、ＤＨＡやＥＰＡはずっと多く含まれている。近年は冷凍技術が発達しているため、味の劣化は感じないはずだ。安くておいしく、栄養もある冷凍サンマのことを見直してあげよう。

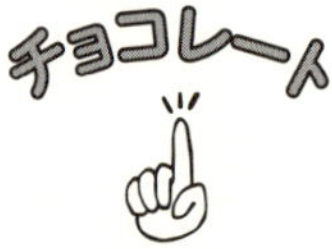

ポリフェノールたっぷり！食べるなら高カカオタイプを

子どもから大人まで、幅広い世代に人気が高いチョコレート。多彩な商品が販売されているなか、中高年の人が選ぶべきは、ミルクチョコなどの甘いタイプではない。ほろ苦い高カカオタイプに限る。

高カカオチョコで注目されているのが、原料のカカオ豆に含まれているカカオポリフェノールで、血圧低下や動脈硬化予防、美肌維持といった健康効果が期待できる。野菜や果物から大量にポリフェノールを摂るのは難しいが、高カカオチョコなら手軽に効率良く摂取できるのもうれしい点だ。

ただし、高カカオチョコには脂質も多く、商品によっては１日１００ｇ食べるだけで成人女性の摂取基準量に相当するものもある。加えて、カフェインの摂り過ぎになる恐れもあるので、食べ過ぎないように十分注意しよう。

早引きインデックス⇦

主な参考文献

◎「さつまいもの加熱調理におけるレジスタントスターチ量と食物繊維量の関係」(宮城教育大学紀要／亀井 文、渡邉明恵)
◎『NHK趣味の園芸　野菜の時間』2016年6月号／2018年6・7月号(NHK出版)
◎『NHK趣味Do楽 わたしと野菜のおいしい関係 知って、作って、食べて』(NHK出版)
◎『からだのための食材大全』(監修・池上文雄・加藤光敏・河野 博・三浦理代・山本謙治／NHK出版)
◎『あたらしい栄養学』(監修・吉田企世子・松田早苗／高橋書店)
◎『調理科学のなぜ?』(松本仲子／朝日新聞出版)
◎『くらしに役立つ栄養学』(監修・新出真理／ナツメ社)
◎『からだにおいしい野菜の便利帳』(監修・板木利隆／高橋書店)
◎『もっとからだにおいしい野菜の便利帳』(監修・白鳥早奈英・板木利隆／高橋書店)
◎『料理と栄養の科学』(監修・渋川祥子・牧野直子／新星出版社)
◎『からだによく効く 食材&食べあわせ手帖』(監修・三浦理代・民間療法コラム監修・永山久夫／池田書店)
◎『科学でわかる料理のツボ』(左巻健男・稲山ますみ／学習研究社)
◎『台所科学 料理のコツ』(内田麻理香／角川SSコミュニケーションズ)
◎『NHKためしてガッテン 食の知恵袋事典』(編・NHK科学・環境番組部・季刊「NHKためしてガッテン」編集部／アスコム)
◎『NHKためしてガッテン 食育!ビックリ大図典』(監修・ためしてガッテン制作班・著・北 折一／アスコム)
◎『カラダに効く 食材&食べ合わせ』(監修・小池澄子／メイツ出版)
◎『調理 保存 食べ方で 栄養を捨てない食材のトリセツ』(監修・落合 敏／主婦の友社)
◎『主婦が知らないとヤバイ 料理の基本とコツ』(監修・武蔵裕子／秀和システム)
◎『その調理、9割の栄養捨ててます!』(監修・東京慈恵会医科大学附属病院栄養部／世界文化社)
◎『その調理、まだまだ9割の栄養捨ててます!』(料理・レシピ・小田真規子・監修・東京慈恵会医科大学附属病院栄養部／世界文化社)
◎『栄養まるごと10割レシピ』(監修・東京慈恵会医科大学附属病院栄養部／世界文化社)
◎『ボケたくなければ、これを食べなさい』(白澤卓二／PHP研究所)

主な参考ホームページ

◎文部科学省…食品成分データベース
◎厚生労働省…e-ヘルスネット／大豆及び大豆イソフラボンに関するQ&Aについて
◎農林水産省…みんなの食育
◎内閣府食品安全委員会…食品安全総合情報システム
◎広島県…広島かきの衛生対策
◎農畜産業振興機構…でん粉／野菜情報
◎全日本民医連…くすりの話
◎日本心臓財団…心臓病のフレンチ・パラドックス
◎長寿科学振興財団 健康長寿ネット…栄養素
◎骨粗鬆症財団…カルシウムを多く含む食品
◎国民生活センター…高カカオをうたったチョコレート
◎理化学研究所…血圧上昇に関与する酵素を阻害する新規含硫黄代謝物を発見
◎公益財団法人 日本豆類協会…豆の主な栄養素
◎全国納豆協同組合連合会納豆PRセンター…納豆百科事典
◎日本ビフィズス菌センター／腸内細菌学会…よくある質問
◎農研機構…モロヘイヤの毒性について
◎保健指導リソースガイド…魚のDHAやEPAは朝に摂ると良い／口の中が乾く「ドライマウス」／炭水化物なのに太らない 秘密はレジスタントスターチ
◎日本豆腐協会…豆腐の原料・作り方

◎日本養鶏協会…たまごの知識
◎日本シジミ研究会…シジミのお話
◎全国いか加工業協同組合…イカ学Q&A50
◎日本コエンザイムQ協会…コエンザイムQ10の魅力
◎大阪市中央卸売市場…はも(鱧)
◎明治大学科学コミュニケーション研究所…疑似科学とされるものの科学性評定サイト
◎キウイフルーツ研究室(駒沢女子大学 西山)…アクチニジンとは
◎NHK美と若さの新常識…レジスタントスターチはこう増やせ/たまごは1日何個まで?/骨を強くする食材の相棒/便通、肌保湿、抗うつ…酒かすのうれしい健康効果
◎NHK ガッテン…決定版!コラーゲン100%活用SP
◎ヨミドクター…[大豆イソフラボン]骨の健康維持に役立つ/白身魚のベルデソース煮
◎NIKKEI STYLE…納豆に「オートファジー」促す成分/昆布などの「うまみ」でドライマウスが改善/視界がゆがむ加齢黄斑変性、ルテイン摂取で予防効果期待/腸内細菌のエサになるのは?
◎日経メディカル…食用のフキ、アレルギー原因物質の放出を抑える/「アスタキサンチン」に熱い注目集まる
◎NEWSポストセブン…先にサラダを食べる健康法
◎東洋経済ONLINE…「ワカメとネギの味噌汁」が実はNGであるワケ
◎JIJI.COM…伝統の健康食品・梅干しパワー
◎日刊スポーツ/心臓のスーパードクターが語る
◎DIAMOND online…体と心の疲れが消えていく「滋養食」
◎女子SPA!…大根おろし&しらすは栄養的にNG!
◎アステラス健保 健保だより…肝機能が気になるときのメニュー
◎知識の宝庫! 目がテン!ライブラリー…枝豆の科学
◎テレ東プラス…アンチエイジングには夜納豆!?
◎紀州梅効能研究会…梅の効能
◎日本いも類研究会…おいもQ&A

◎青森りんご…りんご豆知識
◎カゴメ…野菜の栄養・効果/野菜の種類/実になるおはなし/朝にトマトジュースを飲むと機能性成分〝リコピン〟が効率的に吸収させることを〝ヒト試験〟で確認
◎キューピー…素材と料理の基本
◎グリコ…ヘスペリジンについての研究/なぜ?なに?コーナー
◎カルビー…ジャガイモの中のファイトケミカル
◎明治…みんなの健康チョコライフ
◎マルコメ…味噌のこと
◎富士フィルム ヘルスケア未来研究所…スーパーカロテノイド アスタキサンチン
◎雪印ビーンスターク…母乳研究
◎わかさ生活…わかさの秘密
◎HOKUTOきのこらぼ…なるほどきのこ
◎きのこのじかん…シジミの約8・5倍のオルニチン
◎DENROKU…知っトク!ピーナッツパワー
◎教えて!たまご先生…たまごには脳を元気にさせるコリンがいっぱい!
◎SECOM 美味食材…太刀魚
◎サプリのじかん…ルテイン+ゼアキサンチンについて
◎All About…旬・季節の食の食べ方・レシピ〈傷ものナスはポリフェノール2倍〉
◎ウェザーニュース…捨てたらもったいない!カボチャの種のおいしい食べ方/未完熟のトマトは〝常温〟で
◎JCASTニュース…スイカの皮、捨てるのはもったいない!/タマネギにがん細胞を殺す力が!
◎exciteニュース…ベジ・ファースト・食事回数を減らす
◎マイナビニュース…最強の野菜はクレソンだった?
◎美的.com…お悩み別ケア・日焼け
◎ギネスワールドレコードジャパン…きゅうりとギネス

青春新書 PLAYBOOKS

人生を自由自在に活動《プレイ》する

人生の活動源として

いま要求される新しい気運は、最も現実的な生々しい時代に吐息する大衆の活力と活動源である。

文明はすべてを合理化し、自主的精神はますます衰退に瀕し、自由は奪われようとしている今日、プレイブックスに課せられた役割と必要は広く新鮮な願いとなろう。

いわゆる知識人にもとめる書物は数多く窺うまでもない。

本刊行は、在来の観念類型を打破し、謂わば現代生活の機能に即する潤滑油として、逞しい生命を吹込もうとするものである。

われわれの現状は、埃りと騒音に紛れ、雑踏に苛まれ、あくせく追われる仕事に、日々の不安は健全な精神生活を妨げる圧迫感となり、まさに現実はストレス症状を呈している。

プレイブックスは、それらすべてのうっ積を吹きとばし、自由闊達な活動力を培養し、勇気と自信を生みだす最も楽しいシリーズたらんことを、われわれは鋭意貫かんとするものである。

—創始者のことば—　小澤和一

編者紹介
ホームライフ取材班
「暮らしをもっと楽しく！ もっと便利に！」をモットーに、日々取材を重ねているエキスパート集団。取材の対象は、料理、そうじ、片づけ、防犯など多岐にわたる。その取材力、情報網の広さには定評があり、インターネットではわからない、独自に集めたテクニックや話題を発信し続けている。

毎日《まいにち》の健康効果《けんこうこうか》が変《か》わる！
食《た》べ物《もの》の栄養便利帳《えいようべんりちょう》

青春新書 PLAYBOOKS

2019年8月1日　第1刷

編　者　ホームライフ取材班《しゅざいはん》

発行者　小澤源太郎

責任編集　株式会社プライム涌光

電話　編集部　03(3203)2850

発行所　東京都新宿区若松町12番1号 〒162-0056　株式会社青春出版社

電話　営業部　03(3207)1916　振替番号　00190-7-98602

印刷・図書印刷　製本・フォーネット社

ISBN978-4-413-21142-0